莊靜芬醫師的無毒生活

晨星出版

目錄

卷二 輕輕鬆鬆無毒生活：莊靜芬醫師的無毒生活實例

1 莊靜芬醫師無毒的一天

2

莊靜芬醫師的無毒飲食

卷三　無毒是一種健康美學

推薦序

生活化的健康書——莊淑旂博士

出版過數本談論健康的書，我始終相信寫一本生活化的健康書，讓看書的人都可以在生活中執行其中的理念或方法，這本書才能算是真正的發揮功用。女兒靜芬在本書出版前徵詢我的看法，我建議她只要將自己多年在健康方面努力的成果、經驗整理出來，以生活化的方法陳述，不要高談理論，才更能貼近現代人的需要。

一個人健康的實力必須從日常生活中累積，從規律的生活、健康的飲食、有效的運動三方配合，而不是等生病了再藉由治療來得到健康。現代人外在的不健康誘因實在太多，平時做好健康管理是日後防癌的重要關鍵。

「無毒」一詞很早就有，只是最近幾年突然成為大家討論的重點。靜芬將她從小耳濡目染的觀念，加上她所接受的西醫教育系統，還有多年在醫學領域的經驗，將我所主張的觀念與她自己的健康想法結合，一一說明無毒生活的概念與方法，這是她回應我期許的實證。今天她將這成果告訴大家，也算是對病人、對社會，還有多年來堅持的理念有所交待。

莊淑旂於自宅

二〇一三年十一月

推薦序

或坐或立，盡成風範——林清玄

年輕的時候，總覺得身體是萬能的，揮灑自如，想做什麼都可以。

過了中年，常恨此身非我有，有時候覺得身體不是自己的，想勉力挽回，卻力不從心。

就像寒山拾得的詩一樣，郊外的「土饅頭」，等著吃城裡人的餡，只是城裡人忘卻自己是土饅頭的食物，一天又一天，沒有覺知的生活著。

對於身體、對於生活，我們都是魯鈍的，以致於，一再的跨過一條一條的紅線！

我在四十歲之前，很少生病，要兩三年才有一次小感冒，三四天就好了。過了四十歲，幾乎每年都感冒好幾次，短則一兩星期，長到一兩個月才痊癒。看過好多醫生，吃了好多好多藥，走了好多好多冤枉路……。

一直到後來，被妻子淳珍拉去看莊靜芬醫師，莊醫師是我們的多年好友，總覺得小病不要勞煩她，一直不好意思去看診。

莊醫師仔細問診後，說：「你這不是感冒，是過敏。」

這使我吃驚，因為我在鄉下長大，從小就到處跑、四處闖、什麼都吃，從來沒有過敏。

是季節過敏！莊醫師微笑但堅定的說。

淳珍和我面面相覷，因為我們都對這個名詞感到陌生。

莊醫師仔細的向我們說明，人過了中年，有時候會莫名的得到過敏，因為中年之前會有很多的「累積」，包括生活習慣、飲食內容，一旦氣候變遷，就會從身體顯現出來，所以要少吃容易累積毒素的食品，像冰的、炸的、再製的東西。也不要吃甜的食物，像甜食、西瓜、芒果。

她還建議我散步運動、泡溫泉、練氣功。

最後，她用一貫的充滿正向能量的笑容安慰我：「沒事！沒事！吃個藥就好了！」

「季節過敏」無法斷根，每年季節變換時，我都會去找莊醫師，煩惱的根源找到了，從此，「過著幸福快樂的日子」。

莊醫師就是這麼了不起，看起來非常重大的事情，她做起來總是雲淡風清、悠然自在。

她不只是醫生，也是一個生活家、實踐家。

多年以前，為了國人的健康，她寫過幾本暢銷書。《怎樣吃最健康》、

《怎樣吃最補》，當時非常風靡。我時常到書店看暢銷書排行榜，我的書常在「文學類」的榜首，往旁邊看，莊醫師的書常是「非文學類」的榜首。她的書幾乎是上世紀末健康飲食的聖經。

會引領風潮，絕不只是因為她是知名的醫師，而是她的健康飲食方法很簡易，人人都可以做到，而她自己也親身實踐，成為活招牌。

我常誇莊醫師：「好奇心像十歲，心靈像二十歲，精神像三十歲，外表像四十歲。」

至於她今年幾歲，除了和她一起長大的人，沒有人猜得到。

做莊醫師的朋友是幸福的。

她總是對生活充滿了好奇，她有一段時間在診所開了舞蹈教室，找好朋友每星期去跳舞。

有一段時間，她在學習書法，與一些朋友在書法教室正襟危坐。

有一段時間，她熱中於古銅鏡，成為國內外數一數二的專家，還在歷史博物館開了幾次個展。

她對什麼都有興趣、對什麼都好奇，但是，由於職業與興趣，她對飲食傾注了更多的熱情。

幾次與她一起用餐，她總能在巷弄中找到那些既健康又美味的料理，而那些料理，經由她的慧心與巧手，很快用更新的面貌，出現在她家裡的餐桌。

在莊醫師家吃飯是很大的享受，她用的食材都是尋常所見，少油、少鹽、少調味，一味天然，隨手塑形，再順手從陽台採一些樹葉鋪在桌上，真是意隨心轉，境界自然。

她的食物和生活一樣的單純，她總是天未亮就起來爬山、散步、快走、泡溫泉、練氣功，並嚴格執行無毒的飲食。

這些都是來自她的母親莊淑旂博士的啟發，以及她自己的慧根，她把這些生活中的體悟，以醫師的角度寫出了新作《莊靜芬醫師的無毒生活》。

做為莊醫師的忠實讀者，多年的引頸企盼，終於從《怎樣吃最健康》，盼到了《莊靜芬醫師的無毒生活》，就像提著屠龍刀，找到了倚天劍，倚靠對生活的真知灼見，斬除了生活中的毒物，重新尋回了身心的新秩序。

《莊靜芬醫師的無毒生活》，讀之令我感動不已，就像蓄積了一甲子內力的武林高手，微笑、內斂、衣袂飄飄，或坐、或立，盡在風範。

我們只要依靠這本健康秘笈，一路修行，終有一天也能站在大平原上微笑！

讓土饅頭等著吧！

林清玄

二〇一三年十一月

自序

節制是無毒的開始

體內積存毒素（或廢物）的多寡，影響著現代人罹患惡性腫瘤和慢性病的機率，而一個人體內聚集毒素的速度快或慢，累積的量多或少，則是由個人的飲食習慣和生活型態來決定。

當一個人可以在對的時間用對的方法處理吃、喝、排、睡等生理需求，以及喜、怒、哀、樂等心理需求，那麼所謂的「毒」就只會是身體的過客，當然也就能遠離癌症與慢病性的威脅，也就是說，「無毒」是一種生活型態的具體表現，無法從健康食品中尋求，也沒有速成的養生方法可以讓人從此不受毒素的侵害。

其實，從我多年投入女性健康工作及看診的體驗中，大家對於日常生活造成體內毒素囤積的健康觀點並不陌生，甚至也有不少人經由各種建議後調整過自己的飲食與生活，那為什麼癌症及慢性病的發生率不僅沒有逐年下降，還是令人心驚的逐年攀升？我認為多數人常常會在健康時忘了「節制」，或是給自己不需要節制的千百種理由，這是造成發病率、死亡率不降反升甚至是年輕化的重要因素。

舉例來說，我有一次利用工作的空檔安排和友人到西班牙旅遊，在那個比台灣慢了7小時的國家裡，享受明媚的南歐風情。

那次的旅遊，西班牙的風土民情以及風景美食當然是我關注的重點，但是我還是忍不住順道觀察了來來往往旅客的健康表現。根據以往的經驗，我發現不少出國旅遊的人，在第三天行程後就會逐漸出現疲態，按理說出國旅遊應是休閒、輕鬆而不是疲累與無力，那為什麼會在第二、三天後開始精神不濟，甚至力不從心呢？

歸根究柢，就是在於不知節制。

現代人在缺乏運動及高壓（包括病痛壓力）的生活型態下，多多少少會開始注意自己的健康，即使習慣性忽略身體的人，恐怕最後也會在身體的各種症狀不斷地出現時，而不得不開始了解所謂的「養生」或「無毒」到底是怎麼回事，然而一旦遇到特殊時期，例如出國旅遊，就會給自己放假的藉口，最後甚至連健康都一起放假。

怎麼說呢？因為放假，所以生活飲食脫離常軌，尤其是遠赴需要調整時差的國家，原本就容易出現生理周期混亂的現象，再加上異國美食當前，常常讓人深受吸引就忘了節制，這種失去了節制的飲食與作息，滿足了口慾和新鮮感，通常卻會是以精神不濟、疲累無法消除來收場，如此一來，原本愉快的旅程就因此無法暢遊，而成了帶著疲勞在旅行，愈玩愈累。

這樣的結果讓我感觸良多，因為這種「帶著疲勞在旅行」或是「帶著疲勞在生活」的現象，在向我求診的對象中屢見不鮮。他們有些是真的因為旅遊時興奮過頭，回國後疲態未見消失；有些人則是在生活中無法拒絕應酬的邀約，因常年失眠的問題而疲累；也有部分人是長期忽略早餐而總是精神不濟……，這種種帶著疲累在生活中旅行的現象，就是因為不知如何節制，一再重演錯誤的生活與飲食方式，讓許多人一步一步邁向「聚毒」的體質。

所以，我才會想要從自己的生活體驗來談談這本書的主軸概念——「無毒」。

從自己多年的心得來談「無毒」，對我來說，就是談我的日常生活。不管是我自己，或是我所接觸過的朋友、求診者的實際經驗，都是本書最具生活化的骨幹；而輕鬆、簡便又實用的食譜、按摩法、美容法等，就是書中的血肉；至於對無毒這個概念的想法與觀念的陳述，是生活中健康的指標；最後，實行者的節制與堅持，就是邁向無毒生活的重要關鍵。

再回到旅行這件事，我相信出門旅遊的興奮心情每個人都有，當我看到美食上桌時，也會忍不住想大塊朵頤一番，只不過，我會以更深度細緻的品嚐來代替狼吞，在吃的同時也體會融合在食材、烹調中的異國文化，以求知慾代替失控的食慾，「在對的時候吃對的食物，不對的時候淺嚐即止」。懂得有所節制，有所取捨，才是無毒的開始，否則再多的原則與方法，也不過是記載在書上的文字而已。

所以，如果看了本書後，會讓你開始想要晨起散步，或是睡前按摩，或是準備豐盛的早餐以及簡省晚餐，歡迎你！你正準備跨入無毒的世界，而當你開始有「節制」自己生活、飲食的念頭，那恭喜你！你已正式踏入無毒的行列！

莊靜芬於自宅

二〇一三年十一月

卷一

無毒

是一種生活態度

1.

二十多年前的好臉色

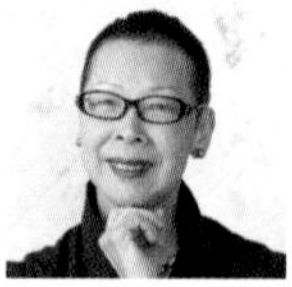

根據官方的統計數字，一九八六年，惡性腫瘤第五年蟬聯國人死因的榜首（從一九八二年開始），不過，那時候，這個數據還未造成普遍的恐慌，原因之一，是因為還有更大的敵人——心血管疾病——困擾著大部分的人，另外就是，當時的人對於這未來將占據國人死因榜首31年（註）的惡性腫瘤，還沒有很深刻的危機感，因為沒有人想到，在多年後的今日，會演變成大約每6分鐘就有1人罹患癌症，每100個死亡人口中就約有28人死於癌症的狀況，畢竟在當時的環境、生活型態以及健康的本質條件其實都還算不錯的。

註：從西元一九八二到二〇一二年。

昔日的光采從膚質看出

如何看出當年健康本質還算不錯呢？拋開數據不談，我常在健康講座或演講的會場看著台下的聽眾，也常近距離接觸前來諮詢的聽眾或患者，那時大部分的人在身材體型上是比較標準、苗條的，臉上多半都帶有光采及活力，憂鬱症的問題也還未浮上檯面，失眠的問題雖常有所聞，但還不至於像現在的台灣，每年花在抗憂鬱藥物上的費用就不下數十億台幣，更不用提一年大約要消耗掉8億顆安眠鎮靜藥劑的驚人事實了（二〇一二年），雖然說這其中難免有過度依賴或濫用藥物所造成的數據，卻也顯示出，往昔和今日的健康本質、生活壓力等各方面真的都有不小的差距。

而另一項更容易判別的要素，那就是從皮膚的膚質來觀察，當時像黑斑、紅疹、發炎等皮膚的問題較少，由於皮膚是面積最廣也最能將體內狀態外顯的器官，皮膚的狀況良好，代表著體內的廢物，或者是說毒素，並未像現在這樣深深困擾著許多人。所以，可以這麼說，二十多年前可以看到「好臉色」的機會是比現在多得多，如今，以前光亮滑嫩的皮膚不見了，同時還常常聽到不少的抱怨，怎麼皮膚變得又黑又粗，黑斑總是不斷冒出來，愁煞許多人。總的來說，從外在的氣色、膚質到身材體型，實在是今大不如昔。

還有，讓我感慨最深的，不只是成人在體型及氣色方面的改變，正在發育中兒童的健康更是讓人憂心。相較於今日，當時的小孩不但很少受到肥胖的問題困擾，也較少腸胃、過敏、感冒的問題，而且生病後的恢復速度也快，整體而言，孩子們的抵抗力比現在好。以前的大人們正在為台灣經濟打拚，沒有多餘的精力時時呵護著孩子，當時孩子們總可以在家的附近找到綠地奔跑，然而今日孩童們可能是常常窩在電腦、電視前，吃著高熱量的漢堡、炸雞，喝著口味眾多的飲料，怕熱就只想在家吹冷氣哪裡也不想去，或是總有唸不完的書哪裡也不能去。

看看現在不少孩子們整個飲食習慣、生活型態、學習的壓力、電子產品不離手等等現象，都讓人對孩子們的健康相當憂心。像是我的小患者的父母，有些對孩子非常順從，想吃什麼就給什麼，什麼時候吃也隨他；也有對孩子過度緊張的，想吃什麼都不給，做什麼也不行；也有因為太忙，連看病都是外傭帶來，這些太過或不及的關懷方式，就很容易造成「母原病」。孩子們精神、情緒上的起伏是健康的病原，也就常常伴隨著偏食及壓力而來的腸胃不適、容易感冒、過敏等問題，這些成為我診所常客的孩子，我多希望他們只是順道過來探望我，而不是才和他們高興的道別，告訴他們不需要再來看莊醫師阿姨之後，沒多久，又看見他們的父母眉頭深鎖的跟我說著孩子哪裡不舒服，而這些孩子本來應該是健康有朝氣且活蹦亂跳的年紀啊！真教人心疼。

以前，常常看見孩子們臉色紅潤，雙眼有神，對世界充滿好奇心，但現在看見孩子們總是盯著手機或平板電腦，不是眼神冷漠，就是臉色蒼白，或者是皮膚過敏等問題層出不窮，這樣的今不如昔，十分讓我著急。

從前的隱憂 今日的負擔

雖然我將二十多年前剛回國時的觀察和今日相比，似乎是令人感到沮喪的地方比較多，不過，也可以看出當時在飲食、生活作息，還有社會環境壓力等的轉變，正是今日癌細胞猖獗的遠因。我常常看到餐廳、宴席中滿桌魚肉，飲食過度精緻，無節制的浪費，對食物的貪靡與狼吞虎嚥，還有過晚的宵夜及應酬等生活型態，時至今日還有不少人奉為正常的不良習慣等，也不難想像生活習慣病造成的全面性健康問題會一一浮出枱面，以及惡性腫瘤在後來幾年的死亡率會呈現急速成長的現象。

換句話說，甫回國不久時，因為發現在台灣有許多錯誤的飲食觀念、生活習慣被視為理所當然，所以促成我第一本書《怎樣吃最健康》的誕生，也是我在小兒科的本業之外，跨進從我年輕時代開始就相當熟悉的預防、養生、健康領域的開端，那時的想法，就只是不想看到這些被習以為常的錯誤觀念影響，造成未來健康的負擔。以一位醫者的立場，比起有病治病的治標方式，我更希望能做到，在生病前就能告知患者如何預防，如何不生病的治本方法。

二十多年前的好臉色漸漸被掩飾在造型的包裝下，用外在化粧品和保養品，以及內在的食品添加物，一再耗損著天然應有的光亮與神采，草率的三餐，匆忙擠壓的時間排程，不成比例的運動時數，承受高壓力的抑鬱寡歡，再加上居高不下的惡性腫瘤的相關數據，在這種種惡劣的條件中，不禁令人懷疑，現代人真的比較重視健康了嗎？

2.

今日的 養生熱

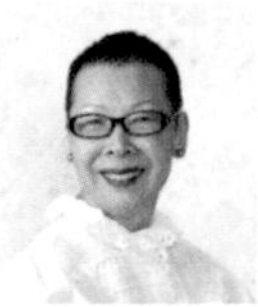

就我的觀點來看，吃對食物、吃對方法，和找對醫生、對症下藥同等重要。一個治本，一個治標；一個是從身體內在，以漸近的方式進行改造，一個是針對當下的病症，進行快速的治療改善，一旦疾病發生，兩者雙管齊下，事半功倍。但是，如果能夠選擇遠離疾病，健康過日子，有誰願意走入病痛纏身的境地？因此，愈來愈多人領悟到，透過日常的飲食、生活作息的調整或運動習慣的養成等等方法，為自己的身體築起一道堅固的防線，這才是防衛健康的一大利器，「養生」的概念就這麼開始流行了起來。

五花八門　養生熱

台灣在近幾十年間掀起一股養生熱潮，當然其中有些是受到日本、歐美各國等健康相關研究或理論所影響，再加上傳播媒體、報章雜誌、網路資訊的快速傳遞，今日的報導就可能成為明日的熱門養生商品，像曾經有過的金針菇抗癌熱潮，還有最近的黑木耳養生熱等。先不談各家各派理論的優劣，或者是不是人人都適用，飲食，絕對是其中最主要的關鍵，所以各種飲食法、健康食品等紛紛出籠，連街上的餐廳、食品，也都不忘記在宣傳促銷的時候，帶上「養生」、「排毒」、「抗癌」等流行的健康用語為號召。

平心而論，不論是透過哪一種飲食方法來「養生」、「排毒」、「抗癌」，大家對自己健康的理解和觀念的轉變，其實是相當讓人感到欣喜高興的。

第一個可喜的現象是——愈來愈多的人注意到「民以食為天」在現代所代表的真正意義，也就是，飲食的重要性，不再只是為了不餓肚子生存下去而吃，而應該是更進一步為了活著時的健康品質而吃，也就是從原始的「裹腹」飲食觀進化到「健康」的飲食觀。

第二個可喜的現象是——愈來愈多的食物可以用最原始的風貌呈現，卸除了色澤的添加及口味的改造，在原汁原味中攝取健康的美味，從「精緻」的口感需求到「天然」的健康需求。

第三個可喜的現象是——廣義的「養生」、「排毒」、「抗癌」等飲食、運動、按摩等各方，不再只是放在書本裡或是論文研究裡的概念，而是更貼近生活的一種習慣，而且是透過日常的飲食、生活來達到目的。

如果從上面所說的三個角度來看，琳瑯滿目的健康食品、養生餐飲、排毒計劃等，真可以說是現代人的福氣，不僅資源豐富，更可以在養生、排毒、抗癌的大前題下，選擇一種或數種最適合自己的方式，可以選擇，就不會被單一的方法或習慣所限制，有彈性，就能夠為自己和家人量身打造最適合、最舒坦的健康生活。

健康 絕不能盲從 流行

不過，凡事有喜必有憂，眾多的養生方法，熱鬧非凡，選擇多，但也很容易就會造成一波又一波的養生流行風潮。相信不少人都有過同樣的經驗，每當某一種食物的營養成效被公諸於世，可能是老調重彈，也可能是新的研究發現，總會掀起一股飲食風，等到下一種食物的新研究報告出籠，目光焦點隨即移轉，另一股飲食風於是形成。就像我每次看到架上不同品牌番茄汁、五蔬果飲料上的健康標語，或是許多標榜含黃豆雌激素、抗自由基等的食品，就會讓人感受到流行的魅力，連跟健康攸關的養生領域也無法免疫，這麼說來，追逐流行本來就是人類的天性，養生當然也不能免俗。

就健康養生的觀點來解讀流行，不應該是盲目地崇信某一類食物或療法，甚至是隨著流行，不斷地快速推翻以往的生活模式或飲食習慣，畢竟健康不是名牌服飾，也不是講究功能的車款，不能因為老舊或不合時尚而「馬上」汰換掉，必須馬上戒掉的壞習慣，像是戒煙，都需要時間按部就班的進行，讓身體慢慢適應了，如果一味地追求新療法，不顧身體需求，只像追求時尚一樣快速汰舊換新，那根本就是把自己的身體當作實驗室裡的白老鼠一樣，將自己的健康做為實驗的對象。

更進一步說，人體結構的複雜性及多樣性，絕對不是透過單一種食材或單一種療法就可以維持健康狀態，就連周圍的環境、每日的心境起伏等因素，都會牽動著健康的平衡，所以，用養生的觀點來看流行，應該是這麼解讀的——如何透過層出不窮的新資訊，讓自己「原有」的飲食規劃，添加了變化以及更有效的調整，而不是在短時間內大幅度或全面的快速改變。應該要以平常心來做平常事。

健康 流行新知過猶不及

在資訊發達的今天，隨時注意健康、養生的新知是每一位重視實質健康的人必備的功課，但不可以讓自己的飲食方向和計劃，隨著流行食物而大幅變動，或是採取過度偏重某一種食物的飲食策略，隨流行資訊起舞的健康管理，若不是以自身需求為考量的飲食觀，也就稱不上高效益且量身訂作的健康規劃，當然也稱不上所謂的「養生」，相信也很難達到「排毒」或「抗癌」。

養生應該是一種全面性的生活及飲食的規劃，即使有新的研究及健康觀不斷推陳出新，也要以自己的身體為考量，健康應該是內求，而不應該只想外尋妙方，盲目追求流行就好像是瞎子摸象，只能看到局部，無法窺及全貌，也就談不上健康了。

3.

健康在哪裡？

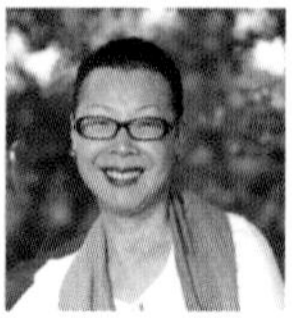

再回到前面的問題，現在的台灣在世界養生熱潮的衝擊下，是不是變得更健康了呢？下面有一項數據是相當令人玩味的。

台灣人 活得相對地 健康

二〇〇六年七月，行政院主計處根據世界衛生組織（WHO）所公布的〈世界衛生報告〉，統計分析出一份比較台灣和各國「健康平均餘命」的專題報告（註1），報告中顯示台灣平均壽命在世界排名37，可達到76.4歲，比起十年前足足提高了2歲，然而，在物資、醫療豐富的現代，愈來愈多國家不再認為只要活得長久就夠了，長壽還必須附帶著健康的活著才具有意義，所以世衛組織把受傷、臥病、痴呆的不健康階段，從平均壽命中扣除（或折算），結果就算出所謂的「健康平均壽命」（註2），後來在計算各國平均壽命的同時，也會一併公布所謂的「健康平均餘命」，也就是健康活著的壽命，從這樣的觀點出發，計算出台灣的「健康平均餘命」大是約69.1歲，在全球的排名，反而提升到第31位。

我會提到這項統計報告，重點不在於台灣的平均壽命又向上提高多少，或是在世界上排名第幾位，比起傳統的平均壽命，健康餘命確實比較具有令人振奮的參考意義。也就是說，報告中根據WHO所公布的統計資料，台灣在排除受傷臥病的不健康時期後，健康活著的時間，就占著平均壽命的91%，在世界各國中排名第六，不僅優於韓、中，也優於美、法等經濟大國。

這代表了什麼？顯示台灣的平均壽命雖不是很傲人，但是在有生之年，活得是比許多國家還相對地健康。如此看來，現代的台灣確實在「活得健康」這個範疇中具有相當亮眼的成績了。

註1：行政院主計處二〇〇六年七月公布〈健康平均餘命〉專題統計分析報告。

註2：HALE, Healthy Life Expectancy

活得久但不健康，你要嗎？

若是有人說，寧可活得久也不在乎是不是長年臥病在床，相信大部分的人都不會認同這樣的說法，而且如果讓你選擇，延長壽命跟健康的活著兩者只能選一個，你的回答會是什麼？我相信許多人會選擇健康的活著，畢竟沒有人會願意在病榻中度過漫長的晚年，或是在必須依賴別人或儀器的協助中走完餘生。

所以，即使由從前面的數據中看來，台灣健康平均餘命的比例令人頗感欣慰，但是看到日本單就健康平均餘命為76歲，而日本女性的健康平均餘命更高達78歲（註），幾乎相當於台灣的平均壽命，就不禁讓同為亞洲國家的我們，深深的感覺到應該還要再為自己的健康多加把勁。

還有另一個更值得注意的現象，這幾年的統計數字象徵著十年、二十年或是三十年前的健康成就，也就是步入老年的前輩們在他們年輕的歲月裡，辛苦經營的健康管理成果，就像我說二十多年前在人們臉上所看到光采一般，因為這些人造就了前面所提的統計數據，但是在未來的十年、二十年、三十年、甚至四十年後，究竟會是讓健康平均餘命日漸攀升或是下跌？

在全球醫療條件日新精進的同時，人類平均壽命不斷地延長，試問，如果可以活得久但是不健康，你要嗎？在疾病的恐懼中度過最後的數年甚至是數十年，是我們所不樂見的，因此，我們要即早努力經營當下的健康課題，而不是面臨年老病痛時再來後悔年輕時的疏忽，屆時也就為時已晚了。

註：WHO於二〇一二年所公布的世界衛生統計，日本HALE的資料年度為二〇〇七年。

健康 屬於 及時努力 的人

我很想說，只要努力經營的人都可以擁有健康，然而就經驗來看，光是努力並不夠，更重要的是——及時。

無法否認，在生病的時候除了就醫治療外，積極地從飲食、生活多方配合，是加速恢復的捷徑，但是說穿了，等到生病時才調整飲食和生活，不過是一種臨時抱佛腳的心態，同時還要飽受疾病的痛苦，實行起來必然要耗費更多的氣力，與其在氣虛體弱的時候才想到積極的做健康管理，為什麼不趁著身體還健康的時候就開始呢？在身體還沒病痛纏身的時候，做起來不是更有效率嗎？

為了健康而調整生活和飲食，只要一發現問題，任何時候改正都不能說太晚或是無效，只要有做，就一定會有成果，只是要花多點力氣，或是花少點力氣，及時，就是其中的關鍵。

所以，每個人都應該常常問自己，希望如何度過未來的日子？不管這些日子是多長，十年、二十年或四十年都好，在雄心壯志的夢想之下，應該也要及時地將健康列入考量，最好是將「無毒」——也就是不讓致病因子積存體內——一併列入生活目標之一，之後，就努力的確實執行生活中的無毒計劃。如果不能及時、及早地儲蓄健康存款，甚至是在年輕時不自覺地一再預支未來的健康，那麼你將面對的是一個怎樣的未來，實在令人不敢想像。

接下來，當然就是再進一步了解，怎麼做才能擁有無毒的健康生活？

4.

毒在哪裡？

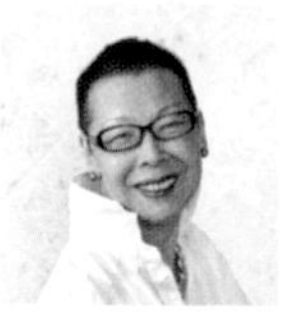

在談論如何規劃、經營個人及家庭的健康事業之前，必須先清楚地知道致病甚至致命的「毒」到底在哪裡。

體內循環的毒

人體本身就是一個毒素的製造機，因為人體所賴以生存的體內循環系統本身就會產生毒素。例如在循環、代謝的過程中所產生的廢物、殘渣或垃圾，如果未能即時排出體外，導致在體內「非法滯留」，那麼就會逐漸形成毒素，如果一再經過惡性循環的堆積，就會造成體內器官額外的負擔，最終的結果就是形成慢性疾病，或是讓人措手不及的健康罷工。

形成體內毒素主要有兩大途徑：一個是飲食，一個是習慣。

飲食造成的毒

1．人工添加物

會造成廢物無法清除而產生毒素的原因，現代飲食中有過多人工添加物當然是難辭其咎。先不用說那些黑心商人，竟然為了看起來好喝，或吃起來香Q，把非食用的化學成分放在飲料或食物中，像塑化劑、毒澱粉事件，就算是一般所謂的經過核可，符合標準值的食品添加物，像是增加色澤的人工色素、幫助食物保存的硝酸鹽，當然也包括滿足大眾口感的人工甘味料等，長期吃入體內，也一樣對身體會造成極大的損傷。

在眾多的添加物中，部分具有明確的食品標示，在購買時可以做為選擇的參考，但也有不少添加物是未曾標示或是不需要標示的成分，例如保持食物色澤及鮮度的亞硫酸鹽，它存在的地方從蔬果、魚肉到蛋糕等各類食物，甚至在餐廳新鮮的沙拉吧都可能吃到，而消費者並不會被告知。不過，隨著健康意識的抬頭，大家也愈來愈清楚，愈是過度添加調味的食物，就愈會是毒素累積的來源。所以，最近幾年不少餐飲業以標榜無人工添加來吸引顧客，可見這部分的飲食共識正逐漸形成，這是相當值得鼓勵的。

2．誤食

人工添加物雖然充斥在生活四周嚴重影響健康，但是相較之下，我更擔心的是「誤食」所造成的毒，因為這不只是影響深遠，還常常被人所忽略或是不自覺。

所謂的「誤食」，是指在不對的時間進食，或是吃得不對。例如，在晚餐大魚大肉，讓消化系統還來不及完成工作便要入睡，沒有完全消化的食物在體內過了一夜，就會製造出有害人體的酵素或害菌，也容易造成人體器官的疲累，而讓身體提早退休；或是，在身體緊繃、情緒緊張的情況下，還吃下大量的刺激性食物，如辛辣食物或是咖啡等，更加速擾亂神經的平衡，體內的毒也由此而生。

在誤食的情況下，即使是天然有機的無添加食物也有可能因此成為體內的毒。

因為誤食而改變了體內的新陳代謝，或產生不必要的物質，或過量製造原本有益人體的要素，或是破壞自然均衡的供需狀態等等，這些情況都會造成體內器官額外的負擔，毒素也就不斷地積存，終會讓人無法負荷而失去健康。

體外環境的毒

體外環境所造成的毒，是相當容易理解的，簡而言之就是「汙染」。在多重汙染環境中生活的現代人，不可避免地必須付出便利生活所需要的代價，環境汙染所涵蓋的範圍很廣，從太陽所釋出的有害紫外線，到家裡清潔用品的毒性揮發氣體，從戶外到室內，緊密地架構出一個讓人很難逃脫的「毒網」。

而和食物有密切關係的，包括食物來源在種植或養殖時的環境汙染，例如鎘、汞、戴奧辛等大環境的汙染，還有長成過程中自行添加的農藥、抗生素等汙染；而外食的時候，所使用的免洗餐具也會是毒素的來源之一，像喧騰一時的免洗筷漂白劑二氧化硫過度使用事件，熱咖啡所使用的不耐熱杯蓋事件，甚至是微波食品的容器，都或多或少會在微波的過程中產生毒素；當然，就連便利生活不可缺的小家電、電腦、手機等所釋放出的電磁波，對人體也是無形中的威脅，而這些都和我們現在生活型態息息相關。

雖然一談到現在環境對健康的影響總是趨向負面，但是，若要仔細分析人體各器官的運作，體外環境的汙染對人體的傷害，其實還遠比不上錯誤飲食和錯誤習慣的影響。怎麼說呢？畢竟體外的汙染是可以用檢測數據量化，很容易讓人們察覺到這些毒素是怎麼侵蝕健康，會有多大的損傷，只要多留心相關的調查與報導，就可以努力去避免這些環境所造成的毒害。然而，一個人的飲食和習慣，是沒有辦法被測量，或者是用準確的數據告訴你實況，只能等你身體出狀況時，透過檢驗，才能知道損害有多大，也就是說，錯誤的飲食和習慣，總是在背後默默的支配著健康，無法量化也就常常被人忽略。

你是聚毒器嗎？

在現代環境中生活，與各種毒素共存似乎是不可避免，換句話說，既然客觀的有毒環境，包括體外和體內，是無法在短期內有大幅的改善，那麼，只好從自己的身體做起，而且從體內到體外都應該有最基本的健康自覺，不要讓自己做一個「聚毒器」。

我的朋友L小姐有四個兄弟姊妹，其中就有二人因為惡性腫瘤，歷經過多次的治療與疼痛；另一個人有心血管方面的宿疾，總是遊走在中風的邊緣。而L小姐則是在她幾年前就有長期困擾她的失眠問題，也因此衍生出精神耗弱、習慣性頭痛，甚至出現憂鬱症前兆。當時，她在我的建議下有計畫地力行健康管理後，像是晨起散步、簡省晚餐、不在疲勞中進食、睡前泡腳、簡易的按摩等，結果她的睡眠狀況愈來愈好，習慣性頭痛等生理上的毛病也同時獲得改善。會提到L小姐和她的兄弟姊妹，是因為L小姐願意在健康上調整與投資時間，讓她不至於步上其他人的後塵，長年與惡性腫瘤、心血管疾病為伍，這就是一個拒絕做「聚毒器」的例子。

我們常在研究案例中發現，不少疾病因子會不斷出現在同一個家庭裡，家族病史絕對是醫療上的一項重要指標，這其中的原因除了遺傳、基因等因素，整個家庭的生活、飲食、環境等方面的影響更是不容忽視。所以，偶爾就會聽聞一家四口全部罹癌、家族中多人死於心血管疾病等事情一再發生，當這樣的情況降臨時，大部分的人都會在心中想著，既然是家族體質的關係也只能認命，沒事的人只是運氣比較好罷了。但真的是這樣嗎？

以L小姐的情況看來，她是兄弟姊妹中唯一沒有病痛纏身的人，似乎是命運之神對她特別的眷顧，所以健康無虞，事實上呢？請不要忘了她在健康上的投資和努力。所以，我要說的是，現在的環境及生活型態，讓許多人成為聚毒器而不自知，直到身體出現嚴重不適的時候才發現錯誤，或者是等到病痛出現就開始自怨自艾，這些都只能說是自找的，因為，每個人都有拒絕做一個聚毒器的機會，只是做不做而已。

表1：你是聚毒器嗎？

重大線索一	常熬夜、失眠
重大線索二	飲食不正常
重大線索三	排便不順
重大線索四	不運動
重大線索五	過度疲勞、脾氣暴躁

（詳細檢測參閱「聚毒指數檢測表」P207）

5.

無毒 12 該

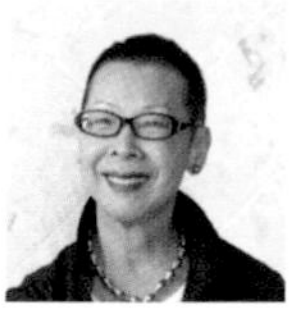

從排毒到無毒

如果要用一個簡單的概念來看排毒和無毒，就是將體內的垃圾倒出來，然後儘量不要製造多餘的垃圾，有個乾淨、健康的體內環境，也就不怕有害物質躲在陰暗、髒亂的角落伺機而動。就像整個大自然環境一樣，大量的垃圾（包括廢氣等）是汙染的原凶，環境的過度開發就像過勞的上班族一樣，更加速毒物或汙染的傷害，最後就是人類本身自食惡果。

所以，可以這麼說，「無毒」的概念就是「自然」，回歸身體的原始需求和運作，減少不自然的添加或因素干擾正常的運作，就能「無毒」，因為人體本身就具有排毒、抗毒的本能，而之所以會變成聚毒器完全是因為對自己生活的輕忽所造成。

那麼，怎樣才算是一個無毒的自然狀態？或者說要怎麼回歸無毒的健康狀態呢？下面的「12該」是我個人認為無毒的生活應做到的基本條件，現在逐一說明。

第1該：該吃的時候要吃

小嬰兒肚子餓了，就會哭著要喝奶，這是生存的本能，不過，隨著年齡漸長，對自己的口慾有著更強的控制力之後，該吃的時候也未必就要進食。關於這一點，不少對減肥瘦身念茲在茲的女性，或是工作過於忙碌吃一餐忘一餐的人，就常會忽略了身體需求時所發出的訊號。

有位S先生因為有運動的習慣，每次見到我總是元氣十足地招呼談笑，後來有一陣子未見，再見面時，我很驚訝地發現他和留在我腦海裡的印象差很多，精神狀態和氣色都相當不好，因為他是到診所來找我，起先我還以為他可能因為身體不適才會判若二人，結果在經過問診後才發現，他其實未受風寒也沒有腸胃等問題，卻有全身虛脫、營養失調的症狀，所以他才會來找我看看是不是哪方面出問題。

我和S先生再進一步對談後，才知道S太太因為健康理由，將家裡的飲食習慣一百八十度地改變，原本葷素不忌的飲食，改為只吃五穀蔬果，幾個星期下來，S先生的運動量不變，卻幾乎因為熱量、營養不足而失調。這是因為太太權充營養師，突然改變飲食習慣，又未顧及S先生生活習慣所需的量，導致熱量及營養素不足所致。

從上面例子可以看出，人不只在該吃的時候要吃，還必須足夠才行。要知道，當攝取的食物不足供給體內所需時，就是體內失衡、毒素開始產生的時刻。

和S先生不同的是H先生。H先生體型壯碩，總是雙眼無神，臉色灰暗，而且有習慣性的胃潰瘍，還有高血壓和糖尿病的前兆，還經常有消化不良的毛病，常一碰面就要我開個藥給他，幫他解決不消化腹脹的痛苦。

我每次看到他就忍不住叨唸，他的飲食習慣很差，不只是因為忙碌吃東西特別快，忙起來還是不停的往嘴裡塞東西，想吃就吃，吃的多是方便帶著走的高熱量食物，像漢堡、薯條、炸雞塊、披薩之類的速食，洋芋片之類重口味的零食也是隨手一包，這樣沒有節制的吃東西，當然會消化不良。

再這樣下去，他的身體一定受不了，最後我建議他的家人和秘書，一起為他的飲食把關，正常三餐吃飽，一定要慢慢咬慢慢吃，剛開始先不限制食量，但是要戒掉速食，多吃低熱量、原味、少油的蔬菜，上午10點及下午3點前後可以吃些小點心，也是要選擇多穀類、全麥食物、需要更多時間咀嚼的蒟蒻，低糖分的水果，最好是可以自製低鹽的古早味白蘿蔔乾，不但具嚼勁有助於口腔的運動，也可以幫助消脹氣，促進消化。當然，還有最重要的，運動。

在H先生家人的共同協助之下，他終於不再為腹脹所苦，雖然還不到完全解決問題，只要他和家人能一直堅持就一定會愈來愈好。H先生的情況就是該吃的時候不好好吃（吃太快），連不該吃的時候也猛吃（吃太多），營養過多，食物也無法完全消化，才會讓身體負擔愈來愈重。

所以，要做到無毒，就必須在該吃的時候就要吃，好好吃，不該吃的時候則是要有所節制，才能讓體內達到健康的平衡。

第2該：該喝的時候要喝

人體內近七成是水，可以說是體內最重要的元素，但是大部分人餓了知道該吃飯，如果是渴了卻未必會及時補充水分，特別是常待冷氣房的人，更容易忽略水分的補給。

阿蓮是個剛進入職場的漂亮女孩，因為想要在工作上力求表現，常常忙到忘了喝水，後來，她幾乎一天喝不到一杯200cc的水，但是她還是不在意，直到她尿道及膀胱發炎，高燒不退就醫，才停下來好好看看自己，發現自己不但臉上黑斑愈來愈多，而且皮膚變得粗糙。

水分是人體代謝的要角，不只是提供營養輸送所需，也是在排除新陳代謝所產生的廢物時，不可或缺的分子，如果缺乏水分，體內廢物排出體外的時間就會延緩，增加這些體內不必要成分質變的機會，甚至可能造成廢物無法順利排出，而成為滯留在體內的「毒」。

關於「喝水」，或者更廣泛地說「水分的補充」，包括湯類、飲品等，通常有二種極端，一是太少，二是太過。

先談像阿蓮這樣喝太少的問題，因為大多數的人常處於「缺水」的狀態，大自然造物相當奇妙，感覺口渴透露出體內需要水分的訊息，一旦水分過多便會有想排尿的念頭，整個人體內維持著一種微妙的平衡，但也因為這種自然調節的功能，讓身體也可能在長期缺水的狀態下，達成病態的假性平衡，讓你的身體習慣缺水，習慣地忘記即時解決口渴的問題。水分攝取不夠，除了會容易尿道、膀胱發炎、皮膚變糟外，更嚴重的情況是排不出體內毒素，長期下來可能導致器官功能失靈。這並非恫嚇之言，不想讓身體成為「聚毒器」，水分的補充絕對是重要的一環。

最好的該喝就要喝的方式，並不是等到口渴難耐時再補充水分，而是將人體所需的水分，平均分配在一天之中慢慢地補充，不是等到口渴時才一次喝完一天所需的三分之一或二分之一的水。一般正常體型的成人，每天每一公斤體重攝取30到50 cc的水分即可，例如體重50公斤的人，一天所需的水分約1500 cc到2500 cc左右的水分，其中的彈性空間在於作息中的運動量及排汗量，依此來做水分攝取量的增減。以一般容量200 cc的杯子為例，每位成人每天必至少要喝8杯水，這是最低限度，不包括飲食中的湯水。

至於該怎麼喝呢？我前面提過，並不是一鼓作氣，把一天所需的水分一次或二次就解決掉，而是要平均分配在一天的時段裡，所以最好手邊隨時準備一杯水以方便補充，而喝水時也切忌豪飲，最好能一口一口慢慢喝，偶爾做做漱口的動作，讓口腔也有機會享受水分的滋潤，也可以保持口腔的清爽。晨起時可以補充較多的水分，一方面排毒，一方面活絡器官有助提神。而睡前一到二小時則不宜攝取過多的水分，以免造成眼部水腫，然而，因為睡覺時仍會因排汗或冷氣等原因流失水分，最好在睡前一、二小時就補充足夠的水分，才不會在睡眠中缺水。至於水溫則以常溫或微溫的水為宜，儘量避免飲用冰冷的水或飲品，即使是盛夏也最好喝常溫的水。

至於喝水太過，長期攝取過多的水分容易有胃下垂、下肢無力、腎水腫、心肌擴大等症狀，而在短時間內大量喝水，會破壞體內電解質的平衡，造成水中毒的現象，是相當危險的。所以，該喝的時候要喝，也隱含著該喝時不要喝太多，或不該喝時不要喝的概念。

怎樣狀況下不該喝？或許應該嚴格一點地說，什麼樣的人不該喝或是要有節制地喝？通常下腹部（肚臍以下）或臀部肥胖的人，多半是因為水分代謝不良，或是喝太多的水，造成內臟往下墜，而導致體型走樣，這一類的人多為氣虛怕冷的體質，腸胃吸收能力欠佳，過多或過急地喝水，只會讓情況更糟糕，所以必須嚴格的限制水分，不只是每天所喝的水必須控制在每公斤體重15 cc以內，甚至是包括所喝的湯、所吃的水果，每一次的攝取量，都必須注意。最好的方式就是喝湯不超過半碗，換個容量100 cc小水杯，試著小口輕啜，拉長喝水的時間，以滿足想喝水的慾望。如果能將一天的喝水量事先算好裝盛在容器中，方便控制飲水就更理想。

水能載舟也能覆舟，用在人體亦然。大自然是神奇的，不論你喝多喝少，尿泡就是會自動調節你的排尿頻率及排尿量，所以，喝水少的人，不要怕喝多了後會頻尿，給身體一些時間，它會依你的作息調整，而喝水太多的人也不要怕缺水，忍受幾天口渴難耐的感覺，你的身體也會和你高度配合，重點是該喝的時候喝，喝得符合身體所需，自然就無毒。

第3該：該睡的時候要睡

睡眠不只是體能的恢復，也是器官大掃除的時刻。當人醒著的時候，雖然也會將體內的廢物排出，但是睡眠時純粹地排毒，常能達到驚人的效果，不只是人體器官修復的最佳時刻，也是對健康最具有影響力的運作。

F先生是知名的設計工作者，熬夜對他來說已經是習以為常，可是他不像夜班工作者一樣，固定晚上工作，白天可以補眠，有時趕工作時連續熬夜不說，整夜沒睡趕完工作之後，白天還得和客戶討論開會，因為長期睡眠不足，頭痛是家常便飯，黑眼圈、眼袋久久不消，到最後經常性的疲勞，還動不動就感冒。我跟他說，錢是再賺就有，健康沒了，什麼都沒了，像他這樣熬夜趕工，以為是跟夜晚借了時間，卻是用健康來還，該睡的時候不睡，影響腦部的運作，智力及反應能力都會降低，情緒也容易不穩定，最不好的是，熬夜熬久了，等年紀漸長，失眠問題就會跟著來，到時候該睡睡不著，想睡睡不了。

該睡的時候就睡，對現代人來說，好像是一種奢侈品，其實，這也不過是一種習慣問題，只要是習慣，就可以被改變。F先生長年的工作習慣正慢慢消耗掉他的健康，雖然最迫切的是讓他能正常的睡眠，不過顯然不是短時間能做到，所以，不得已需要熬夜時，可以安排在子時，11點到1點間，小睡30分鐘，那時正是肝臟活絡的時間，至少30分鐘的睡眠可以讓肝臟運作排毒，雖然不是治本的方法，但是也多少有些許幫助；要注意補充水分，但是不要喝太多提神飲料；可以補充維他命B；不要久坐不動，工作一段時間後要讓眼睛休息，伸展身體，動動筋骨，或簡單按摩；最重要的是，白天一定要補眠，然後好好規劃工作，趕快改掉熬夜工作的習慣。

隨著科技文明的進步，古人「日出而作，日入而息」的生活已成過往，夜間的照明讓睡眠變得可以隨個人喜好，不用因為天黑就睡，夜生活的型態愈來愈多元，睡覺的時間也愈來愈晚，甚至日夜顛倒，也因此打破了原有體內的律動與排毒的時間表。

依老祖宗多年的研究，人體內的器官各有不同的排毒時程及作用。經常性的晚睡晚起及熬夜，不只是混淆了體內排毒器官的作息時間，也斷絕了最佳的排毒機會，因為許多排毒的功能，會等到進入完全熟睡的狀態中才能進行正常的運作，如果持續性地錯過了最佳時機，將嚴重威脅健康，也讓致癌率大幅提升。所以，除非不得已，該睡的時候就要上床睡覺，特別是沒有失眠困擾的人，能好好睡真的是一件非常幸福的事。而輪值上班不得不日夜顛倒的人，白天睡覺時最好能營造夜晚的氣氛，如加厚的窗簾防止光線進入，拒絕不必要的干擾，例如手機關機，告知親友不要在這段時間來訪等，都可以減低日夜顛倒對身體造成的傷害，也讓身體可以在充分休息中排毒。

表2：各排毒器官功能表（含排毒工作表）

排毒系統	器官名稱	排毒方式	刺激（強化）功能方式	最佳工作時間
消化系統	肝膽	轉化食物為有用物質，排去不必要的成分或毒素	充分休息與運動，強化血液循環功能，自然飲食	肝：晚上11點到凌晨1點 膽：凌晨1點到3點 兩者皆需在熟睡中進行

排毒系統	器官名稱	排毒方式	刺激（強化）功能方式	最佳工作時間
消化系統	腸	消化吸收營養，過濾殘渣	規律排便，多纖飲食	大腸：早上5點到7點，最佳排便時間 小腸：早上7點到9點，最佳早餐時間
消化系統	胃	消化並殺死從口腔進入的細菌	規律用餐，適時適量，放鬆心情，減少刺激物	早上7點到9點，也是用早餐的最佳時間
呼吸系統	肺	透過氧氣與二氧化碳的循環提供人體所需，並排出廢氣	多接觸大自然，在空氣清晰的地方進行深呼吸	凌晨3點到早上5點，透過咳嗽排毒
泌尿系統	腎	過濾血液中的毒素，排除廢物	充分並適量飲水，不憋尿	下午5點到7點，也是運動的好時機，可加速腎臟排毒
免疫系統	淋巴	抵禦細菌，吸收死亡細胞及有毒物質，並透過血液運送到各器官排出	按摩腋下淋巴，熱水浴	晚上9點到11點，放鬆並保持安靜，不宜緊張、過度壓抑或過大的情緒起伏
皮膚	皮膚	排泄循環所產生不必要的水分、鹽、尿素等體內廢物	運動排汗後再加上泡澡（運動後馬上洗淨或擦乾身體，以免汗中的毒素又被吸收）	養成固定的運動習慣

第4該：該排的時候要排

人體本身可以是「聚毒器」，也可以是最佳的排毒器，差別在於新陳代謝的功能是否能正常運作，是否能在依循自然、本能的正常下，該排的時候就排，不「聚毒」。而所謂「該排的時候要排」可以分二個層面來看，一是生理上的排泄功能，另一是心理壓力上的排除功能。

先從生理層面來看，舉凡排便、排尿、排汗等，每一個管道都是將身體所產生的廢物排出的自然途徑。以排汗來說，目前最大的問題在於空調設備的發達，讓現代人即使在盛夏也可能很少流汗，經排汗排毒的功能當然會受到影響，最好是每天都能透過散步或簡單的運動，讓身體的排汗系統正常運作。

再來，排尿的問題，不用多說，最常見的問題就是少尿或憋尿，然後引起發炎時所造成的頻尿，這個部分的問題和飲水量是否充足有著密切的關係，一般在正常的飲水量下，成人每天日間的排尿次數約4到6次，夜間則是0到2次，排尿次數太少或太過頻繁都不是好現象。

不少女性因為上廁所不方便，常會減少喝水量或憋尿，這是很不好的現象。長期的憋尿會降低膀胱黏膜抵抗細菌侵入的作用，細菌便伺機而動，或呈倍數的繁殖。而且逼尿肌裡控制膀胱的神經元，在憋尿後可能會因膀胱過度膨脹，導致膀胱壁肌肉在過度拉扯的情況下，影響或破壞神經元，造成下腹部疼痛、頻尿、尿不乾淨、夜尿等，而如果神經元受損嚴重，還可能無法恢復正常功能。

為了避免這種傷害，第一要件就是不憋尿，第二要件就是補充適量的水分。如果是因為工作或塞車等無法抗拒的因素憋尿，最好在可以放鬆排尿後加倍補充水分，並藉著多次排尿將細菌排出，可以避免感染。

而現代困擾最多人的常見問題，排便不順絕對名列前茅。所謂的排便不順，多半是排便困難，甚至是排不出來，也就是便秘。便秘（尤其是慢性便秘）會讓有害菌劇增，所產生的有毒物質會隨著血液進入人體，容易造成皮膚粗糙、長青春痘等；更嚴重的會造成血液中有毒物質太多，形成肝臟和腎臟的負擔，易有肝、腎方面的疾病；最後致癌物質產生，而導致罹患大腸癌、乳癌等。

便秘所造成的問題竟是如此駭人，因此，每天定時排便，是排毒的一大課題。可以這麼說，一日的健康，就從3分鐘內解決「茅房事」開始，想要讓每天的排便輕鬆且順利是有幾個步驟可以進行的：

1．起床先喝冷飲（不是冰飲）。可以是冷開水、牛奶、果汁、酸酪乳（優酪乳）等，這些冷飲可以刺激腸道，讓剛睡醒的腸道開始一天的運作。

2．接下來攝取熱食（早餐或熱咖啡、熱紅茶等）。腸道在因冷飲的起床號而甦醒後，接著以熱刺激來加強腸道的活動力，讓整個消化系統都動了起來。而經由這兩個步驟的冷熱刺激，結腸也因此反射性收縮，進一步引起腸道蠕動反應，就能促成3分鐘快便。

3．「速戰速決」是健康的不二法門，排便時不要再閱讀書報雜誌。雖說冷熱交替刺激腸道運作的方式，不限於何時進行，但是依人體器官最佳的排毒時間表，以及考量現代人的作息，早上7點左右是最好排便時機。

至於心理壓力上的排解，適時和家人、知心好友討論、聊天，或是聆聽音樂、欣賞表演，或是從事興趣活動都可以暫緩精神上的緊張狀態，生理上的運動、按摩等體能上的消耗，每天定時散步與大自然互動，也都有助於紓緩壓力。

第5該：該動的時候要動

我以前的鄰居李太太患有關節炎，經常會膝蓋、腳關節疼痛，有時還會全身痛。有一次我看到她坐在花壇前，愁眉苦臉的按摩膝蓋，我向前詢問後就聊了起來。她是一個家庭主婦，沒有運動的習慣，常常待在家裡，不是坐著看書、上網，就是站著打掃家裡，最勞累的運動大概就是擦地板，或是出門買菜了。

我看她的情況，就是嚴重缺乏運動，可能鈣質正慢慢流失，嚴重一些會有骨質疏鬆症，所以就邀請她每天早晨和我一起散步，不過她因為還要準備先生和孩子的早餐無法成行，我建議她找時間散步，就在附近的小公園，或是樓下的花圃也行，每天30分鐘，剛開始就算是10分鐘都好，但是要專心的走，不想家事，看看遠方，做做深呼吸，每天持續不斷，再將時間延長。

後來我有時會看見她努力地散步，過了3週後，她告訴我疼痛減輕不少，不用再吃醫師開的止痛藥，我看見她臉上的輕鬆和喜悅，還帶著微微的紅暈，好像年輕好幾歲，我真的為她高興。運動能活化體內各關節的循環，讓骨骼保持年輕，改善關節炎的問題，所以讓她的關節痛減輕了。運動也可以讓悶悶不樂的人忘記沮喪，感到放鬆和愉悅，所以她臉上有了笑容，也看起來更年輕有朝氣。

人類位居動物之首，萬物之靈。動物，顧名思義，就是能自主地行動，這是自然所賦予的高精密功能，但是生活工具的便利性常會讓人們忘了自己是「動」物，只要有工具代勞，身體能不動就不動，也因此健康的品質低落，百病叢生。

關於運動常有幾個迷思需要釐清。

1. 沒時間運動。忙碌已成為運動的最大敵人，只要一句沒時間，總是將運動排在最後，其實只要每天或至少1週3次，抽出15至20分鐘，做個簡單的運動或按摩，即使只是在辦公室內，把手高舉的伸展動作，都可以算是運動的一種。上班族說沒時間運動只是藉口，把握時間動一動，不只可以提振精神，甚至可以提高工作效率。

2. 沒地方運動。其實，除了如游泳、打球等需要特殊場地的運動項目外，做個伸展操、動動關節的簡單運動，是不需要太大的地方，也不需要特地到外面找，以上班族來說，利用上班的空檔，做做腳部或上半身的運動，回家洗澡前、睡前再做伸展或平躺的運動即可。

3．沒力氣運動。不少人會認為因為忙碌，有時間就要趕快休息，那有力氣做運動，其實，以現代人用腦的機會多於使用勞力的情況下，所謂的勞累，通常都是精神狀態方面的疲累，反而需要緩和的運動來達到身心的平衡，畢竟單純的休息或睡眠是無法消除精神上的疲累，不然就不會有那麼多失眠的人口了。

所以，要達到有效的排毒，過一個無毒的生活，該動的時候動是絕對必要的。體育司所推廣的「333運動」，即每週運動3次，每次30分鐘，心跳達130下，如果沒辦法做到，那麼每週至少要有一次高耗氧的運動，如爬山、游泳等，1至2小時，每天做簡單的運動或按摩至少30分鐘，才能活絡體內循環代謝，將毒素排出。

切記，運動需要持續，不能偷懶，該動的時候就要動，懶人是容易被病痛找上的。

第6該：該「慢」的時候要「慢」

若是要用一個字來形容高競爭的現代生活，用「快」這個字是再貼切不過了。

「莊醫師，我頭痛、心悸、睡不好，整個胃口很差，主要是胸口悶悶的，我是不是有高血壓？還是哪裡不對了？而且我好像有點發燒，我媽媽一定要我來找妳，我根本沒時間，快幫我看一下是不是吃個藥就好……」Andy 以快速的口吻說著自己的症狀，我知道因為前一個患者的關係，讓他原本預約的時間延後，所以在進來之前，就看到他煩躁的走動、打電話聯絡事情，我看他一直擦著汗，眨著眼睛好像很乾澀，我懷疑他是自律神經失調。

Andy 是一個走在生活尖端的人，凡事都要快快快，走路快，說話快，吃飯快，做起事也是快，每一分一秒都不浪費，對時間要求很嚴格，對自己和工作都要求完美，似乎放慢速度，甚至是停下來就會讓他不耐煩，他巴不得有三頭六臂，一次做三件事，可以在同時間完成多項的工作。可是也因為這飛快的做事態度，讓他的身體和精神都長期處於緊繃的狀態，這樣的人正是心血管疾病、自律神經失調的高危險群。

我看到他如此的忙碌，難得放鬆坐著話家常，所以看診時我會放慢對話的節奏，不要讓他再陷入「快」的迷宮裡，幸好他是個孝順又懂得尊敬長輩的孩子，看我慢慢的詢問他的情況，還有聊及他的母親，我們都很熟悉，他不好意思加快速度，只好配合我的節奏，放慢腳步，然後我再帶他做一做緩慢的深呼吸和簡單的按摩，他終於不再趕著進行下一個行程，好好的和他自己的身體對話。

因為忙碌所以要快，因為比不上別人所以要快，因為生活在多元、資訊發達的社會所以要快，以「快」為基調的生活已經主宰了我們的生活數十年，在「快」字訣的魔咒下，人們只能不斷地往前衝，無法停下來看看自己到底錯過了多少人生風景，或是犧牲了多少事物，這其中當然也包括了健康。由於健康的失去警醒了人類的深思，所以，近年來開始有不同的聲音，提醒大家要開始學習「慢」，放慢生活的腳步，放慢飲食的腳步，放慢人生的腳步。並不是所有事情都適合慢慢來，而是該慢的時候才要慢，比如健康的規劃與調整，不能一拖再拖慢慢來，但是進食的時候就要細嚼慢嚥；比如當身體開出現警訊時，要立即就醫檢查找出病因，不要諱疾忌醫，而之後的治療過程，就必須從醫囑和生活中一步步地慢慢配合調整；又比如為了工作的成果，必須掌握時機，追求效率，但是若造成飲食不正常、壓力過大等影響生活及健康的狀況，就要開始放慢步調，找到工作與健康雙贏的速度。

至於何時該慢怎麼判定？身體自然會反應出來，最好是能定期自我健康檢測，花幾分鐘了解自己的狀態，隨時調整，這快慢之間的平衡只有自己的身體知道，不要等到症狀嚴重時再慢，那就會是一個費時耗力的大工程了。

正確咀嚼法

1．身體坐直，少說話。
2．閉上嘴巴，伸直人中。
3．先左右臼齒交替咀嚼食物，最後用上下門牙咬。
4．每一口食物務必充分咀嚼後再吞下。

＊細嚼慢嚥可讓讓唾液的殺菌效果充分發揮，唾液中所含的多種酵素可以減少致癌物質的作用，讓毒不從口入。

第7該：該做的時候要做

「該做的時候要做」代表的是一種積極且自主的生活態度，因為積極，所以不拖泥帶水也不逃避；因為自主，所以能堅持完成該做的事，不輕言放棄。

我的朋友T小姐，年輕時經歷一段失敗的婚姻，離婚後還必須持續照顧年邁老母和二位精神微恙的弟弟，肩上的責任自非一般人可以想像，加上T小姐還曾因罹患惡性腫瘤，而飽受身心壓力的折磨，但她卻能經由罹病悟出另一番道理，那就是自己和健康的重要性，還有活在當下的灑脫。

也因此，即使林林總總生活中的瑣事不斷，她依然堅持自己潛心嚮往的藝術和佛學是不能捨棄的，因為那是屬於她內心的精神力量，是她能重新面對生活考驗的重要支柱。另一方面，病後重生的她更是即刻將健康排入忙碌的時間規劃中，例如持續地晨起運動，再忙也一定要飲食正常，或是每天必做強健心靈能量的上香禮佛等，因為她知道自己不能倒，還有重大的責任要扛，這也讓她順利地走出惡性腫瘤的陰霾。

T小姐領悟「該做的時候要做」的道理，專心於每一刻當下發生的事物，積極地面對，反而讓她心中不再執著掛心於未完成的事，無形中的掛礙與負擔卸下之後，整個人反而更是神清氣爽，氣色日漸紅潤起來。本來體弱多病的她，每天3點就起床，先禮佛，再就近到操場走路運動，唸佛經，也能夠扛起照顧二位弟弟生活起居的艱鉅工作，餵養流浪狗，看她瘦弱的身影，居然也能做到數十年如一日。

從T小姐的經歷，「沒有藉口，該做就做」成了最佳的防毒或排毒妙方。因為說做就做，就不會沉溺在沮喪、怨懟、斤斤計較、責怪命運不公等負面的情緒裡；因為該做就做，沒有任何猶豫，心無旁騖，只有身體力行，也是一種相信自己做得到的意念。以T小姐這樣的實例，她馬上就做的行動力，相信自己可以的意志力，不被負面情緒影響生活的果斷力，都是很正面的排毒能量。像她這樣，該做的不推拖，而且馬上行動，因為沒有生病的時間，所以堅持每天運動，不論是健康方面的身體力行，或是多變生活的應變處理，都讓生理或心理的毒無所遁形，無法在體內作怪。

第8該：該玩的時候要玩

約十年前，罹患鼻咽癌的J小姐，在進行手術後向我諮詢調理，那時她在震驚之餘，為了治療只好辭去工作，在家專心地養好身體。那時的她完全放開心情，不暴飲暴食，也不會邊看電視邊吃飯，不熬夜。她還與先生安排到世界各地遊山玩水，吃好東西。我在診所看見她，笑得很開朗，姿勢也很挺拔，還經常送我親手做的手工藝品。

在經過雙方配合的長期調理後，Ｊ小姐的健康有顯著的改善。然而，人一旦獲得健康，理所當然的就會開始尋求另外的成就。不論是心靈或是工作各方面的滿足感，這是天性。所以，二年前，Ｊ小姐重回職場，但也啟動了另一波的健康危機。

Ｊ小姐在休養多年後重回職場，雖然知道健康第一，自己還是個生病的人，然而好勝心作祟，其壓力自然不在話下。加上和許多職業婦女一樣，她回到家後還是必須面對來自家庭、公婆的壓力，讓她總是在戰戰兢兢的情緒中過日子，以致於忙著工作、家庭，忘了自己的身體狀況，忘了人不是工作機器，只要將電源打開就可以工作，電源關閉就可以休息。

因為人的腦部運作是無法開關自如，所以需要休閒、玩樂來做適度的壓力釋放，尤其是像Ｊ小姐這般有癌症病史的人，更應重視壓力的排解和腦部放空的生活調節，但是Ｊ小姐於再度投入工作時就忘了這個必要的調節管道，忘了該玩的時候就要玩，所以，她又開始出現失眠、口鼻乾燥、疲累等不適症狀。也因此，我強烈建議Ｊ小姐辭去工作回家休養，否則長久下去，我不敢想像她還要虛耗多少健康存款。

並不是所有的人都和Ｊ小姐一樣，一旦投入工作便看不見其它，但是不可諱言，在台灣的上班族，這類型的工作狂絕不在少數。試想，連機器人也需要加油休息，更何況人類？休閒可以讓身體、心靈、精神恢復活力。研究證實，長期工作後的休憩是健康的基本要素，不只能讓身體和精神放鬆，更可以減低身體百分之五十的耗氧量，降低高血壓，減少心臟的負荷。

因此，如果真的無法放棄工作，除了配合每日運動或按摩解壓外，還務必要排定玩樂、休閒的計畫，讓精神狀態可以有重設的空間，然後再回到職場衝刺，不然就算贏了工作卻輸了健康，不管怎麼算，對未來而言，都是負債大於所得，所以，該玩的時候要玩，排出精神的毒素，留下活力無限的健康身體才是明智之舉。

第9該：該放的時候要放

會將「懂得放下」列入排毒該做的事，就是學習「該放的時候要放」，是因為好友X小姐在喪子時所表現的堅毅，讓我十分動容，也讓我深切體會，懂得放下，給自己心靈的自由，是養生之道中相當重要的一環，因為緊抓著過往、遺憾、錯失，甚至是昔日榮耀而沉浸其中不可自拔，不知當放該放，即便再好的無毒餐、健康操等排毒良方，也會無力體會品嚐，那心靈的毒也將拖垮健康。

早婚的X小姐在婚後歷經一段自我壓抑的歲月，面臨許多投入家庭的女性常會遇到的成長困境，所以在結婚後四年開始投入志工的行列，走進人群、幫助人群，走出她自我成長的第一步。當然生活中的無力感並不會如此簡單地獲得釋放，X小姐最後選擇以宗教寄託她對現實面的不滿與委屈，從中漸悟並接受生活中的苦，讓她開始放下和釋懷，再加上她投入花藝和藝術的學習，也讓她再度感受到生活，也因此宗教的「真」和藝術的「美」，成就她看待事物的「善」，而形成如三足鼎立般的堅強力量，讓她能夠在半百之年從喪子之慟中走出，並放下。

最令人感佩的地方在於X小姐不只是在心靈層面放下，而是將這種放下的胸襟具體化為實際的行動，在她堅持「簡約而不簡單」的生活信條下，她簡約了兒子的告別式，同時也不簡單的用奠儀集資購買一輛救護車，當作送給兒子的最後禮物，豐富了兒子在塵世的意義，也成為她和孩子在人間永續的聯繫。

另一位也同樣遭遇喪子的母親，因為是單親家庭，獨自照顧孩子，培養孩子讀書，後來孩子因意外溺水過世，她先是自責，認為自己沒有盡到母親的責任，沒有一再叮嚀孩子要注意安全，後來就開始埋怨，埋怨一起戲水的同學，埋怨救援速度太慢，埋怨學校老師沒有提醒……，甚至為了忘記喪子之痛，開始抽煙喝酒，最後不幸患鼻咽癌。這樣的媽媽讓人心疼，但是如果能有人拉她一把，或是她和X小姐一樣有著信仰的力量支撐，放過別人也放過自己，也許就不會到這樣的境地了。

對於多變的現代社會，無法預測的未來或意外，在某種意義來說，信仰和藝術確實具有其強大的排毒功能。當人們在心無所依的時候是不可能放下心中的執念，而宗教和藝術卻可以讓積散不去的心中之毒找到排解的出口。

所以，平時可以嘗試從宗教信仰、藝術或是個人興趣中去尋求精神上的寄託，學習放下繁雜的思緒，特別是心浮氣躁或放不下心中的苦痛時，這不失為一種解毒良方。

第10該：該笑的時候要笑

或許是因為生活步調不斷地加快，我始終覺得現在的人愈來愈缺乏幽默感，面對許多事常會太過嚴肅，長久下來，有時即使是想笑，也無法笑得盡興，不習慣哈哈大笑，甚至是忘了該笑的時候要怎麼笑。

我是位醫師，不可避免的，接觸的多半是帶著虛弱、痛苦表情的病患，特別是不擅於忍耐掩飾的小朋友，或哭或鬧更是家常便飯，在這種情況下，若我依舊制式化地板起醫師的臉孔問診，恐怕連大人都消受不了，更別談問診的品質。因為是小兒科醫師，所以在辦公桌的抽屜中總有不少玩具、寶貝和糖果，孩子是反應很直接的，看到喜愛的物品，常會破涕為笑，轉移目標，接著就可以開始症狀的診問，坦白而言，這對小兒科醫師來說算是專業領域的一部分，安撫生病孩子的情緒，也讓診治過程能順利進行。

但是大人呢？就只能在嚴肅中進行問診？當然不是！來向我問診諮詢的大人，我也常會拿出糖果請他們吃，然後再閒話幾句，讓他們能夠心情放鬆，不要一直只專注在己身的病痛上，最好的狀況是能談笑幾句後再開始問診。我發現大部分的人在通過這道關卡之後，對於自己的病情反而能較清楚地陳述，原本可能因為緊張而遺忘的重要細節也在腦中慢慢回籠，不只對我而言在於病症的判斷上有所助益，對求診者而言，更是能舒緩緊繃情緒，連帶地也能減少生理上的負荷。這樣的情境，就算沒有遠揚的笑聲，至少在他們走出診間時是面帶微笑的。

有些人具有高度的幽默感，大部分的人則沒有，但不表示從此就與幽默無緣，生活中的小小幽默其實是一種看待自己和周遭事物的生活態度。懂得幽默，該笑的時候就笑的人也相對地健康，因為在笑的過程中（特別是大笑），不只能促進腸的蠕動，使橫隔膜、胸膜、胸廓、腹部、心、肺甚至肝臟都得到難得的運動機會，還能刺激大腦皮質產生新的興奮灶，可使頭腦清爽，疲勞消除，心情舒暢，甚至延長大腦工作能力及壽命的作用。

研究顯示，大笑過後反而能讓人注意力更集中，還能降低壓力荷爾蒙

（腎上腺素和可松體）。而且會讓腦部釋放出一種化學成分，這種成分是天然的止痛劑，還可以提高我們的免疫力。人們在笑的時候常不由自主地作一些深呼吸運動，就像在做呼吸體操一樣，不但可以讓胸部肌肉興奮，擴張胸肌，加強肺部運動，擴大肺活量；還可以幫助清理呼吸道，把分泌物排出，調節呼吸系統。因此，不論從心理或生理層面來看，笑，都是一個最佳的排毒運動。平時最好能多培養或運用幽默感，讓自己和周圍的人能笑口常開，身心愉快又健康。

第11該：該「哭」的時候要「哭」

如果在不該哭的時候掉淚，或許會讓人覺得是一種軟弱或任性的表現；但是在該哭的時候不哭，或是哭不出來，如果不是已到一種看透的豁達境界，那就有可能是過度壓抑成習慣，只能在內心哭泣，無法宣洩出來。可能大多數的成人都會認為，無法隨心所欲的哭出來，是成長中理所當然的發展，即使到傷心處，也常常只是咬緊牙根忍過就算，或許還會對自己的忍耐度讚賞一番，然後再教導下一代怎麼在該哭的時候不哭，更將此視為成熟的表徵。事實上，在悲傷時過度壓抑自己，該哭不哭，並不值得鼓勵，因為忍久了會得「內傷」，會從身體誠實地反應出來。

一位年約35歲的日本女性A小姐，常年頭痛不已，也曾到各大醫院檢查，但始終找不出病因，她也曾試過音樂治療等各種所謂的民間療法，成果當然是一再地讓她失望，最後在朋友的介紹下來診所找我。A小姐就像傳統的日本女性一樣，客氣有禮，說起話來進退得宜，除了外表有些許憔悴，可以看出身體微恙，還有帶著每一位初來看診的患者都會有的緊張。除此之外，我完全感受不到這是一位長期為頭痛所苦的患者。

依照慣例，為了消除A小姐的陌生感和緊繃的情緒，我在知道她為頭痛所苦後就開始和她閒話家常，並不急著詢問病症和下診斷，我和她聊她的家人和孩子。當我們聊到孩子時，A小姐很明顯的變得沉默，我心中已有了盤算，所以慢慢地引導她說出關於孩子的事，後來她流淚地對我說，從來沒有醫生詢問這些事，而她也儘量不提，然後開始說出教養孩子的各方壓力等。

A小姐就像大部分傳統日本女性一樣，肩負著全部教養孩子的責任，她在長期承受壓力又過度抑制情緒的情況下，找不出病因的頭痛就是身體所發出的警訊。後來A小姐在我的建議下，常散步、做深呼吸的動作、還有讓自己哭出來，學著釋放體內不好的能量，一有不舒服就要說出來，我還告訴她，如果沒有傾吐的對象，就算是對著一朵花或是一棵樹，慢慢學習把內心的垃圾倒出來，想要完整倒出來是不容易的，可是這位A小姐做到了，她的頭痛果然不藥而癒。

人在悲傷時體內會產生皮質激素和催乳素等有害的物質，哭泣可以讓這些毒素隨著眼淚排出體外，而且根據研究，習慣獨自生悶氣、把悲傷埋在心裡的人，比該哭的時候能哭出來的人容易得高血壓，胃潰瘍等疾病，所以不要小看哭泣的功用，它也是無毒生活的重要條件。不過，過度哭泣對身體也不好，因為哭泣的時間過長，對情緒反應相當敏感的腸胃機能會受影響，會使胃酸降低，影響食欲，甚至可能引起胃炎或潰瘍。所以，學習該哭的時候有節制的哭有益健康，然後整理思緒再重新出發！

第12該：該「休息」的時候要「休息」

睡眠是體內器官的排毒並修復的最佳時機，充足的睡眠當然是必要的，然而身體的疲勞是無法容許睡眠時間才休息的，該休息的時候就休息，也是無毒的生活中必須養成的習慣。

人體長期在缺乏休息的疲勞狀態下，一方面會分泌刺激吞噬細胞的物質耗損骨質，同時也會產生抑制骨頭造骨細胞形成的物質，兩者長期作用下來，容易引起骨質疏鬆。若加上睡眠不足，為了保持清醒，體內的腎上腺素便會主動分泌，長期下來將會造成心臟肥大、體力大幅下降、心肌梗塞及中風等問題，更嚴重者就是出現「過勞」的現象，甚至造成遺憾。這種現象通常會發生在工作時間過長、自我要求過高、沒有休閒生活或作息不規律的族群。

再來就是另一種會讓人忘了休息的狀況，因為並沒有明顯的影響，甚至連感覺都很輕微也不確定，可能只是眼睛有點模糊但眨眨眼就沒事了，卻忽略了眨眼次數可能愈來愈多；或者只是脖子有點痠痛，按摩一下也就沒事了；更可能只是手指關節伸屈有些微笨重，但只要動一動就沒事了等等，所以很容易讓人忽略，像用腦過度或長時間使用電腦，有時也只是一般的公務，因為沒有大量的體力消耗，所以也不會特別疲累的感覺，常會讓人忘了要休息，一不注意就過了一天，如此日復一日，疲勞慢慢堆積，身體終究會提出抗議，甚至罷工。

其實，不只是工作會讓人過勞。一位半退休的高階主管，因為迷上了手機遊戲，從精明幹練、做事明快的工作狂，搖身一變成為時下流行的「低頭族」。不管是何時何地，只要一有空，就看到他低頭滑手機，甚至晚上睡前熄燈了，也不會馬上睡覺，總是要先玩一下手機才行。不久，他就開始肩頸僵硬、痠痛，常常覺得頭暈、頭痛，而且脾氣變得暴躁易怒，特別是被打擾，或是遊戲不順利的時候，每次看到他就是一副精神不濟、睡不飽的模樣。特別是他睡前關燈玩手機的不良習慣，讓他的眼睛不只是因為過勞而痠澀，也由於長時間讓眼睛直接受到強光和電波的影響，眼球中間出現黑點，視力模糊，後來經診斷為黃斑性病變，嚴重者會造成失明。

不論工作或玩樂，該休息的時候要休息，是預防身體過度勞累的不二法門。然而所謂的「休息」並不是只界定在小睡一下或是躺下來小憩，當然，如果情況許可，這也不失為好方法，有助於精神和體力快速回復，但是一般的上班族恐怕很難做到，所以只好搶時間來休息。比如我在看診時，只要一有空檔，我會靜坐著閉目養神，如果時間允許，可以做做簡單的按摩，眼睛不適就按摩眼睛，頭疼就按摩頭部，肩膀痠就動動肩等等，只要短短的幾分鐘，就可以讓身體更輕鬆，要提醒的是，即使是幾分鐘的休息，也要讓自己完全放空，不要去想報告該怎麼寫，等一下客戶怎麼聯絡，還有多少事情還沒做等，把這少少的數分鐘完全留給自己，讓內心有完全沉澱的機會，才是真正的休息，也才有最佳的效果。

卷二

輕輕鬆鬆無毒生活：

莊靜芬醫師的無毒生活實例

1.

莊靜芬醫師無毒的一天

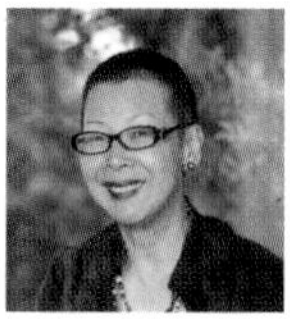

莊靜芬醫師的一天

AM5：00前醒來

起床前的簡單運動

1．左手放在肚臍之下輕輕敲打（打診），試著聽聽肚子的聲音。

2．以肚臍為圓心，輕按著肚子繞圈（觸診），以促進腸胃的蠕動，按按看哪裡會疼（壓診），疼痛的範圍大小，表示出昨晚所吃下食物的消化程度。

3．最後雙腳伸直並攏，腳踝向左右各繞3圈2次。

4．慢慢起床，喝200～300cc的水。

5．梳洗後換上運動衣鞋，準備晨走。

晨走

1．熱關節，柔軟手關節，讓肌肉動起來。

2．甩手、轉手。多動平常少動的地方，少動口，多用眼，觀看四周鮮明

AM 5:00~5:30

的景色。

3．雙手上舉慢慢轉20下。

4．雙手打開與身體平行，左右轉20下。

5．雙手自然放鬆，落肩，輕鬆步伐。

6．最後緩慢步伐，放鬆，做慢且深的呼吸至少3次。

7．結束前踮腳尖，慢慢往前走20步，再倒退走20步，直到把汗逼出來為止。

8．冬天晨走的時間會稍晚。

AM7:00~7:30

泡澡或沖澡

1．水溫40℃~42℃最適合。

2．先淋浴，再泡水。

3．不要太快將身體完全泡入水中，用「三段式入浴法」，先從腳泡起，等腳泡熱後再慢慢坐下，讓身體浸到肚臍處。然後再泡全身。

4．約泡到感覺身體快出汗時即起來沖水，泡完澡起來後，汗就會慢慢被逼出來。

5．把身體擦乾後，將臉盆放滿冷水，手撐在臉盆兩側，將臉泡進冷水中，閉氣數到30，抬起頭吸氣，再重覆以冷水泡臉的動作，共3次。

AM7：30~7：35

小憩片刻

5分鐘的秘密：讓身體躺平、閉眼、深呼吸，全身放鬆，痠痛處捏一捏、按一按，腳尖隨意擺動，讓一切歸零，做好這一天戰鬥的準備（可以休息儘量休息）。

AM7：35~8：30

早餐

內容豐富多樣、原味，魚肉類及炒青菜，還有甜點和飲料；用餐時心情放鬆，手捧著碗、細細咀嚼。

PM12：00

午餐前

先離開工作崗位，平躺下來闔眼休息5至10分鐘左右，或是外出吸收新鮮空氣，等身體放鬆後再用餐。

PM12:30

午餐

慢慢吃、多咀嚼，不要看了食物馬上吃，那只會滿足了口慾卻傷及胃慾。餐點的內容以輕簡飲食為主，如海苔包飯、生菜沙拉、三明治、濃湯或水果等。

PM2:00

口腔按摩

緊閉雙唇，牙尖沿著牙床繞圈，直到唾液分泌。（詳見卷二第3章的「無毒按摩操」）

PM2:30~3:00

午茶時間

1．做伸展操（遠離電腦）。

2．若無空間，可以坐在椅子上，閉眼，打開雙腿並踮起腳尖，左右各旋轉10下。

3．眼睛按摩、頭部按摩。

4．點心（全麥餅乾或養生茶），若正好碰到生理期，可以選用紅豆甜點，或是在紅茶中加點薑、黑糖。

PM6:00

晚餐前

走一段路或買菜，忘掉今天的疲勞，轉換心情並享受片刻間的寧靜。做做「口腔按摩」。

PM6:00~7:00

晚餐

蒸粥、蒸魚、水煮青菜，內容重點在於吸收快而無負擔的食物，當體力透支時，要儘量輕鬆好消化。

PM9:00~10:00

睡前

1．美容的秘密：在床上躺平，頭順著床邊後仰往下，手可同時從下巴開始進行「臉部按摩」，藉著地心引力，讓臉部肌肉不下垂，更加緊實，注意時間不可超過5分鐘。

2．睡前按摩：做做簡單的睡前按摩。像是用手掌將耳廓向前用力壓緊的「耳部按摩」、左右手交替按壓眼部的「眼睛按摩」、雙手上下交疊由下往上做「腹部按摩」，以及輕拍臉頰的「臉部按摩」等（註）。

註：按摩詳細動作皆可參閱卷二第3章的「無毒按摩操」。

PM10:00~11:00

入睡

全身躺平讓身體完全放鬆狀態，帶著輕鬆、愉快、感恩的心進入夢鄉。

我的作息數十年如一日，包括晨起運動也幾乎未曾間斷，早期是受母親莊淑旂博士的影響，到後來這已經是我生活的一部分，更是我每日神清氣爽的來源。我相當鼓勵大家都能參考我的一日作息，再配合身體的狀況來調整，擬出一份具有個人風格的專屬作息表，畢竟每個人的健康需求不盡相同，但是基本的內容、時間表以及飲食重點，還是必須掌握重要的原則，不能背離太遠，才不會讓效果打折，但是也不要理想太高，一下子給自己太多的壓力，可以分階段進行，事緩則圓，反而能有更好的效果。

關於晨走

1・首選地點，當然是空氣清新的山上或公園，車輛少無人工噪音或廢氣干擾的地方，退而求其次，就在自家附近或庭院，儘量在室外進行。

2・晨走時可依個人身體狀況，搭配簡單的按摩或動作，如手部、肩部運動等。

3・少說話，在安全的範圍內儘量用眼睛仔細觀察四周景物，感受季節的變化，看雲飄風吹，看鳥飛蝶舞，聽蟲鳴鳥叫，摒棄一切雜念，放鬆心情，這是一天令人振興的開始。

4・如果無法外出，至少在家裡做做簡單的按摩和運動，讓身體熱起來，喚醒體內各器官，為一天的忙碌做好準備。

關於泡澡

1・沒有運動、或運動量不夠，身體未熱的人，可以在入浴前先用乾毛巾擦拭身體，等感覺微熱後再開始泡澡的步驟。

2．在泡腳等腳熱的時候，上半身可以趁機運動，例如拉拉筋、轉轉手臂等暖身，以免在等待時著涼，特別是冬天更要注意暖身動作。

3．泡澡後以冷水泡臉，用冷熱交替作用刺激臉部皮膚，可以讓肌膚緊實，減少皺紋。

關於早餐

1．早餐是一天中最重要的一餐，所攝取的營養及量的比重，應該占全天的六分之三（早三午二晚一），早餐吃得好，吃得均衡，是一天精力的來源，最好是樣樣俱全，要兼顧各種營養素，纖維質、蛋白質和碳水化合物。

2．最佳的早餐時間，是起床至少30分鐘到1小時後再用餐，讓體內各器官先做好準備，不但食慾較佳，也較能吸收營養，如果可以，最好在上午7:30前吃完早餐。

3．如果沒有時間準備或用餐，至少前一天把早餐準備好，早上熱一下就可以，例如烹煮一鍋「益氣滋補雞湯」（註1），蔬菜、蛋白質、膠質等各種營養都在一碗湯中；或是打一杯「美白瘦身養生飲」（註2），多穀類的營養，補充早晨的能量，對於趕著上學的孩子尤其需要。

註1：作法詳見卷二第2章的「無毒食譜——早餐食譜：益氣滋補雞湯」。
註2：作法詳見卷二第2章的「無毒食譜——早餐食譜：美白瘦身活力飲」。

關於午餐

1．午餐要吃得飽。午餐所含營養及量的比重，需占全天的六分之二，應求簡單輕爽，以質為重，特別是上班族，在忙碌了一上午之後，不宜大吃大喝或是不吃。
2．最好在中午1:30前用完午餐，上班族則是最好在用餐後，讓食物稍微消化再開始工作，所以最好能規劃好時間分配。
3．如果有午睡的習慣，寧可先睡再用餐，千萬不可以用餐後午睡，否則將會影響消化系統，尤其是吃飽後再趴在桌上睡覺，壓迫著腸胃，更增加消化的負擔，而且根據研究顯示，不午睡的上班族反而有較高的工作效率。

關於晚餐

1．晚餐的營養及量應該是三餐中最少的一餐，約占全天的六分之一，這和一般的飲食習慣不同，但卻是相當重要的一點。因為體內器官在經過一天的勞累後，需要容易消化的食物來減輕負擔，也有助於睡眠。我的母親莊淑旂博士就主張「晚餐吃得少，不吃更好」。

2．晚餐最好在晚上7:30前用畢（約睡前3小時），才不會影響睡眠品質，讓胃中的食物能有足夠的時間充分消化吸收，第二天醒來也比較不會疲累。

3．烹調上宜清淡少油，以蒸、燉、煮為佳，吃魚會比吃肉好，吃粥會比吃飯好，可以在粥裡加地瓜、小米或雜糧等以變換口味。容易胃寒者可以在粥中加少許的薑絲或薑末，或是陳年老菜脯，可以減少胃酸產生（用餐前咀嚼麻油薑片亦可）。

關於睡眠

1．睡前不吃宵夜是必定要遵守的，睡前3小時內不宜進食，以免影響睡眠品質，所以晚餐的時間和內容對睡眠的品質影響很大。

2．因為器官排毒的慣性時間，最好不要超過11點睡覺。

3．睡前的按摩舒壓相當重要，現代人常處於神經緊繃的狀態，常會睡不好，所以在睡前按摩可以幫助入睡，也能提高睡眠品質。

4．白天要有足夠運動量，運動不足不僅造成心血管疾病的罹患率向上攀升，會使睡眠的品質大符降低，因為生理、心理壓力的勞累無法消除，容易睡不安穩。

5．睡前不妨泡泡腳（註），有助於放鬆心情，消除一天的疲勞，會比較容易入睡。

註：參閱卷二第3章「無毒按摩——DIY足部SPA」

關於其它

1. 較晚下班或常加班的人，不得不延後晚餐時間者，或是在成長中需要更多營養補充的孩子，可在傍晚時吃些容易消化的小點心，將三餐和點心的比例調整為「早二、午二、點心一、晚餐一」，或者是晚餐的時間提早，稍晚再吃一些清淡的小點，即「早二、午二、晚一、點心一」。以免因為過餓反而影響精神及晚餐的食慾，而且餓太久才吃晚餐，也可能會吃太快或吃太多，對身體無益，回家後不妨先洗個澡，稍微休息放鬆一下再吃東西更好。

2. 因工作而日夜顛倒一族，因為作息和一般人不一樣，所以必須將醒來後進食的第一餐當作早餐（比例二），之後約4小時吃午餐（比例二），晚餐（比例一）最好在下班後先洗個澡，稍微休息後再吃，但記得在睡前3小時吃，如果沒有食慾，可以延後第二餐的時間，並適量多吃一點，只吃兩餐也是可以的，如果下班時肚子餓，再吃些易消化的小點即可。

2.

莊靜芬醫師的無毒飲食

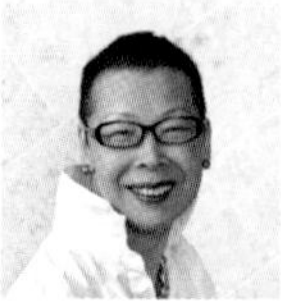

這個部分主要的內容是食譜，在進入食譜之前，我先大略談一下烹調或飲食的幾項大原則，以做為三餐內容的參考。

選擇天然的食材

選擇在地、當季且天然的食材是最基本的要件，因為經驗已經告訴我們，過多的人工添加及再製造，都是造毒的原兇，少一份加工料理，多一份天然美味，體內的毒就少一點，健康就多一點。每一種食物都有最適合生長的環境和氣候，在地、當季，代表著是在最佳的氣候、土壤和水質裡孕育成長，如此具有優勢的環境裡所培育的食材，當然相對的健康並且營養豐富。

不過，近來也有不肖商人為了賺錢，竟然謊稱在地、天然做不實的宣傳，或是大量使用增色劑或保鮮劑，只為了讓產品更有賣相，這使得天然的美味也蒙上人工的陰影，所以，選購時最好挑選信譽良好、有口碑的店家，並多家比對，才能買得安心，吃得放心。

原汁原味的烹調

我喜歡用燉、煮、蒸甚至涼拌的方式烹調，一方面少油煙，一方面可以保留更多的原汁原味。如果可以，也盡可能減少調味料的量，包括鹽或糖等，不要讓調味品遮掩了天然食材最原始的甘甜，而少一點調味料的添加，或者換個方式說就是口味清淡，對身體是百利而無一害。

特別是家中有小孩者，為了孩子的健康著想，應該讓他們從小就感受到食材天然的鮮美，避免重口味，可以有效預防慢性病的年齡逐年下降，也不會有愈來愈多過胖兒的現象。在此特別說明一下，在食譜中建議的調味都是只供參考，請依個人口味調整用量，只是要注意不要調味過重，還是原味清淡較好。

傾聽原始的口慾

所謂傾聽原始的口慾，不是想吃什麼就吃什麼的順從自己的口腹之慾，而是當自己想吃，但不能吃，或是不該吃的時候，應傾聽一下身體的聲音，不要太過壓抑，這對剛開始改變飲食習慣的人來說是相當重要的。拿減肥為例，我會建議那些常因為過度抑制想吃的慾望，最後反而吃更多的人，不要壓抑，想吃就吃，只是要記得一個口訣「大膽拿起，小口咬下，慢慢咀嚼」。同樣的，雖然食材以天然為佳，烹調以清淡為主，如果突然很想吃炸雞或香腸、火腿，那就記得少量地吃，而且記住三餐比例原則，不要在晚餐吃而且儘量在家自己做；又或者喜歡吃一些加工食品，那麼就一樣是小口、少量的吃，然後慢慢地減少頻率和次數，甚至到最後就不吃了。

會這麼提醒主要是因為看太多過於躁進的人，好像想要將自己的飲食習慣在一夕之間完全改變一樣，如果這般急進的方法能堅持，馬上改掉不良的飲食習慣，當然是必須給予支持和肯定，然而，如果太過急切的改變，讓這些良好的飲食原則反而成為一種壓力，那寧可一步一步慢慢來，畢竟在吃的壓力形成的同時，毒素已在體內悄悄醞釀了，反而對身體有害。

所以，跟著感覺走，傾聽身體的原始口慾，聚毒的機會就會減少，對於不能多吃的食物，只要記住一個原則，想吃就吃，但是要少吃，減量吃，慢慢吃就是了。

簡單自然　無負擔

我的食譜都很簡單，因為過於複雜的食譜容易讓人望之卻步，很容易就會把這些食譜和方法束之高閣，所以，簡單、容易上手是這些食譜的特色，甚至等到對這些料理更加熟悉之後，還可以自行簡化，自行調整每一樣食材的分量比例。沒時間和太麻煩是我常聽到無法執行健康飲食的理由，既然在烹調的食材、方式上都極力強調無負擔的重要了，如果方法和步驟太過繁瑣，就不符合無負擔的條件，所以，我希望愈簡單愈好，最好是煮過一、二次就可以駕輕就熟，毫不費力，這才是真正的無負擔。

當然，食譜可以簡化也就可以更豐富，全憑掌廚者的創意和對家人的關心，家裡的廚房就是健康工坊，而身為廚師的人，自然就是料理的魔術師，健康的推手。

對的時間　吃對的食物

如何在對的時間吃對的食物？這可以分為兩個方向來談：

不對的時間和不對的食物

1．不對的三餐比例，早餐輕率，晚餐反而吃大餐。

2．選用非當季、價值昂貴的食材。

3．心情不佳或發完脾氣後用餐，特別是難消化的肉類食物或粗纖維食物。

4．在疲累及睡眠不足的情況下用餐。

5．神經緊繃時還猛喝咖啡或吃辛辣食物。

6．運動後馬上進食。

7．身體極度不適時用餐，或是吃不該吃的食物，如胃痛時吃蘋果、拉肚子時吃高纖維的東西、咳嗽時喝冰水等。

8．經常手腳冰冷卻常吃生冷食物。

9．排便不順卻仍偏愛精緻食物。

10．體重過重常肩膀痠痛卻依舊嗜吃甜食及高脂肉類。

11．食慾不佳又喝過量的飲品及水分。

當然不對的時間或不對的食物不只這些狀況，略列舉現代人常犯的錯誤以做為提醒。

對的時間和對的食物

1．早餐豐盛、中餐輕便、晚餐簡單。

2．容易神經緊繃、心神不寧，可以多吃魚貝類、海藻類、蓮藕、金針、綠葉青菜等食物。

3．眼睛容易充血，可飲決明子（可加紅茶及鹽巴，但不可加糖）或吃蓮藕料理；視神經容易疲勞，可以吃紅蘿蔔燉肉、菊花魚肉丸。

4．經常全身發冷且體力不佳的人，可以多吃辛辣食物或多用辛辣調味，例如咖哩、芥末、大蒜、薑等。

5．皮膚溫度偏高的肥胖者，想吃東西時可以吃酸性、生冷的食物，例如檸檬、酸梅、白菜、蘿蔔、豆腐、海藻類等。

6．下腹部較易肥胖者，則應少吃生冷食物且需限制水分（不能多喝水），宜多吃暖性料理，例如用薑、辣椒等辛辣調味，或燒烤料理。

7．食慾不振且常覺疲倦，應多善用開胃菜，如白蘿蔔泥拌小魚、陳年蘿蔔雞湯、堅果生菜沙拉（讓香氣帶動食慾）、山藥、水果、海藻涼拌等，不過會手腳冰冷的人最好在生菜沙拉上淋些芝麻醬。

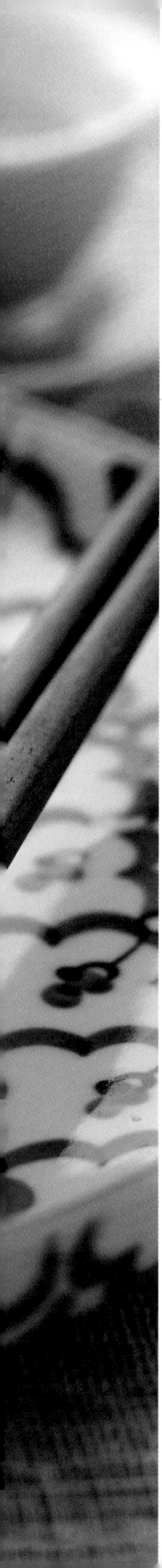

早餐食譜

美人美膚凍

材料：

豬皮或雞皮 1 斤、牛筋 1 斤、番茄 1 斤、白蘿蔔 1 條、酒 300cc、水 300cc、薑 1 塊

作法：

1. 豬皮或雞皮洗淨細切，牛筋切塊。
2. 番茄對切，白蘿蔔切小塊。
3. 所有材料放入燉鍋燜煮到爛即可（約 4 小時）。
4. 存放冰箱，食用前取出切塊，沾醋、薑絲一起入口。

Tips：

1. 牛筋與豬皮 / 雞皮等量，蕃茄與白蘿蔔等量，米酒與水等量。
2. 蕃茄煮久會有鹹味，所以不加鹽也可以。

功效：

1. 多吃膠質含量豐富的食物，不只可以增強皮膚和肌肉的彈性，還可以強化人體內的筋骨，防止老化現象，處在更年期的人或老年人是相當適合食用的。
2. 發育成長中的孩童和青春期的青少年，膠質也是重要的營養成分，應該多多攝取，可幫助強健筋骨。在少女的初潮期多攝取含膠質食物，可以補充經期的營養，幫助體力的恢復。

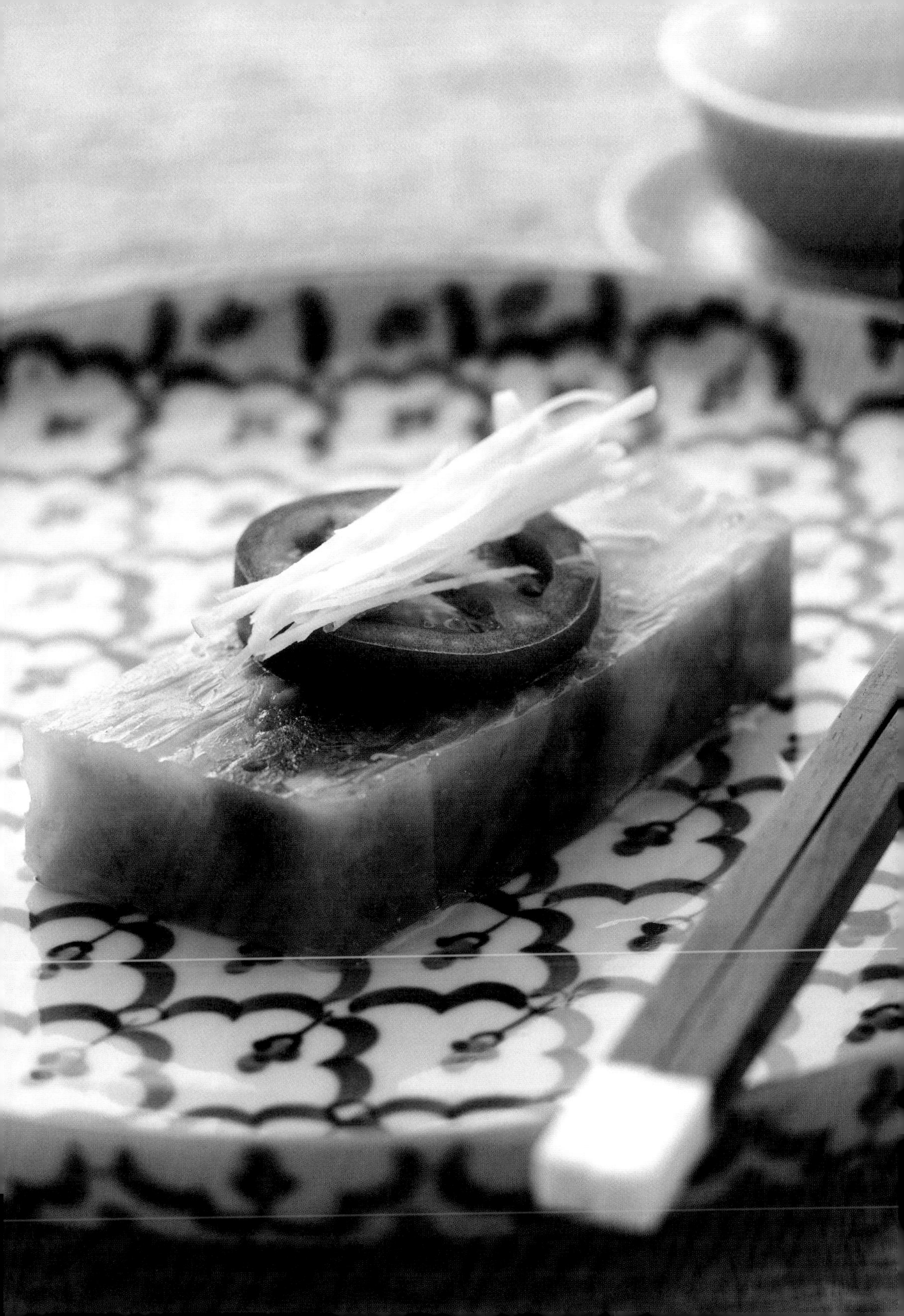

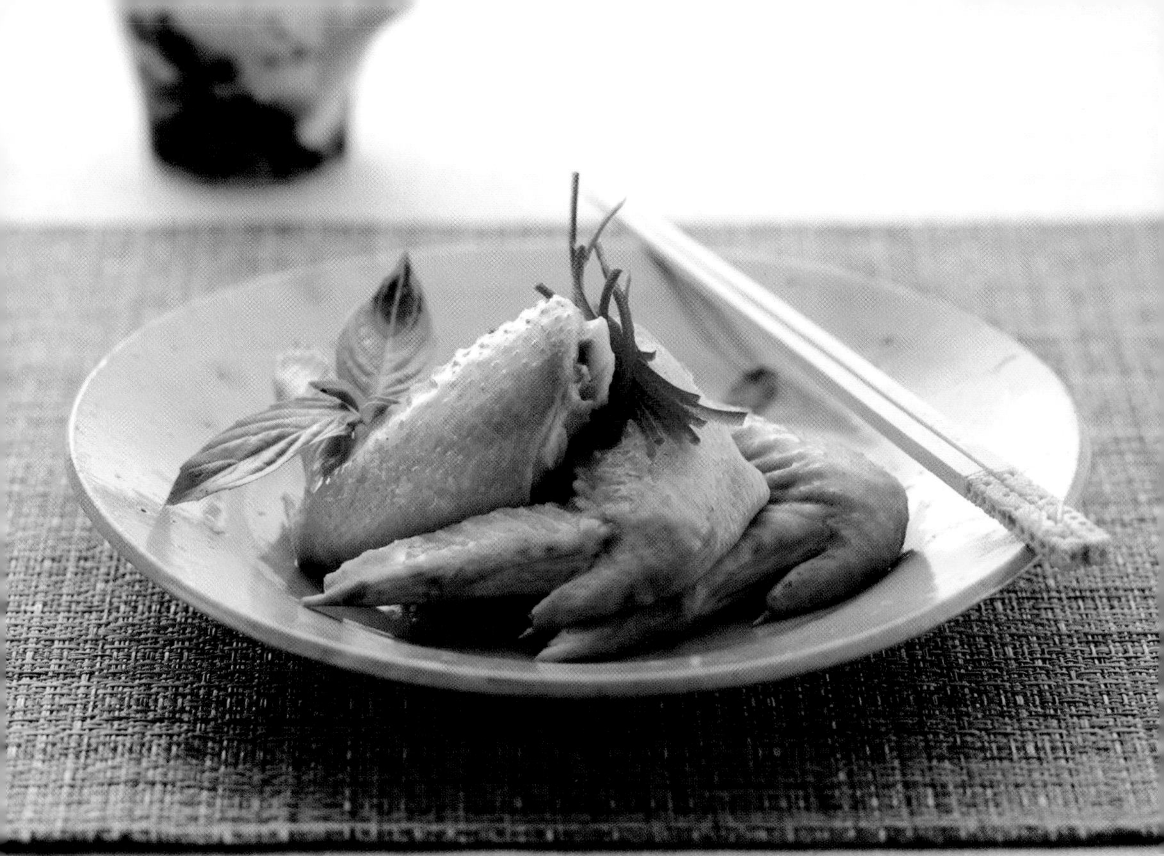

美顏清蒸雞翅

材料：

雞翅 6 隻、豆皮 2 片、鹽 1 茶匙、米酒 1 湯匙、薑 3 片

作法：

1. 雞翅先略抹鹽後，倒入米酒，醃約 30 分鐘。
2. 豆皮 2 片共切成 6 小塊。
3. 將雞翅和豆皮放在蒸盤，蒸約 20 分鐘即可。

功效：

1. 雞翅含有多量可強健血管及皮膚的膠原蛋白等，對於血管、皮膚及內臟頗有助益。
2. 豆皮的鐵、鋅和維他命 B1 在所有豆類製品中含量最高，蛋白質含量也數一數二，而且吸收率近九成。

養血明目煎豬肝

材料：

豬肝 200 公克、太白粉（或地瓜粉）1 湯匙、草莓醬或橘子醬 1 湯匙、薑汁 1/2 匙

作法：

1. 將豬肝水分瀝乾，切成薄片，加入果醬、薑汁調味，浸泡 30 分鐘。
2. 豬肝儘量去汁沾太白粉（或地瓜粉），加少許油炒熟不見血絲即可。

Tips：

1. 選購豬肝時要注意，手摸起來堅實有彈性、沒有黏液、無異味者為佳。
2. 烹煮前先去除豬肝上的筋和黃色脂肪，沖洗乾淨，並放在清水中略泡，以去血水。
3. 豬肝切片後要儘快料理，不宜久放。

功效：

1. 豬肝富含鐵質，可以幫助貧血患者調節和改善造血功能。還含有一般肉類缺少的維他命 C 和微量元素硒，能增強人體的免疫反應。
2. 豬肝也含豐富的維他命 A，可以防止眼睛乾澀和疲勞，保護眼睛。

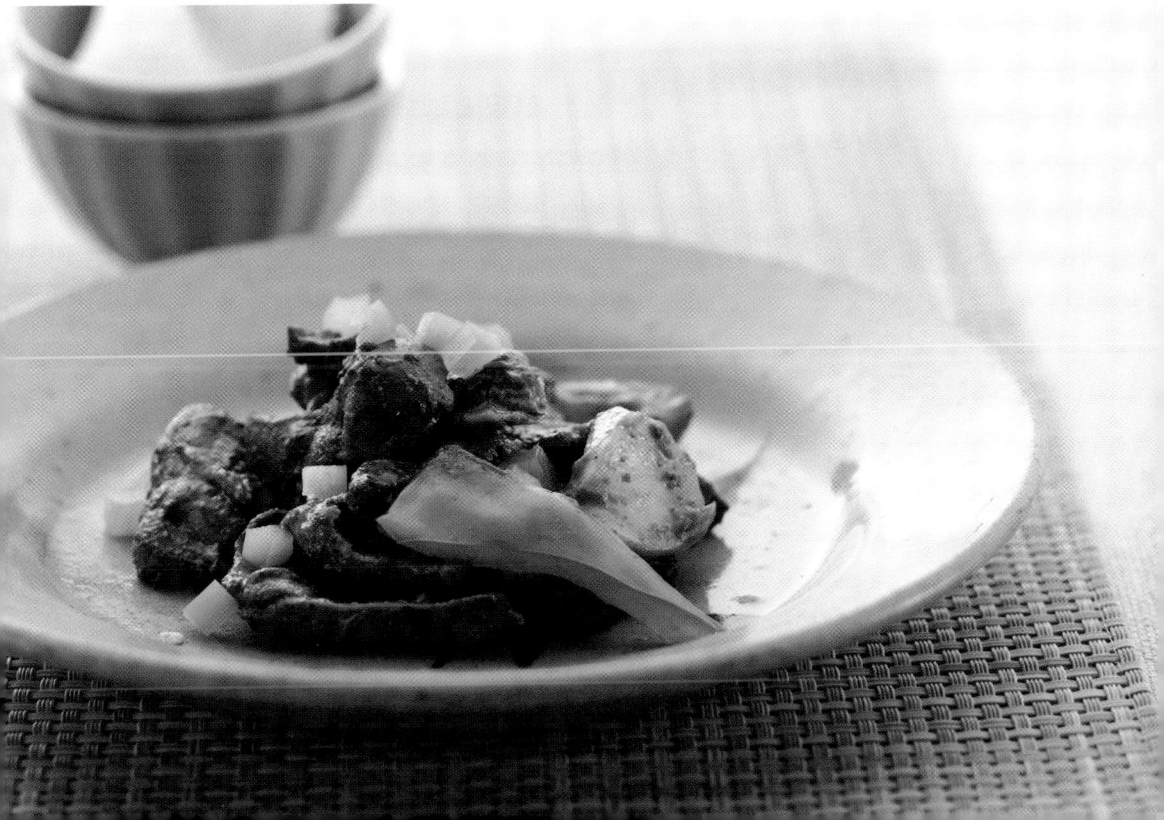

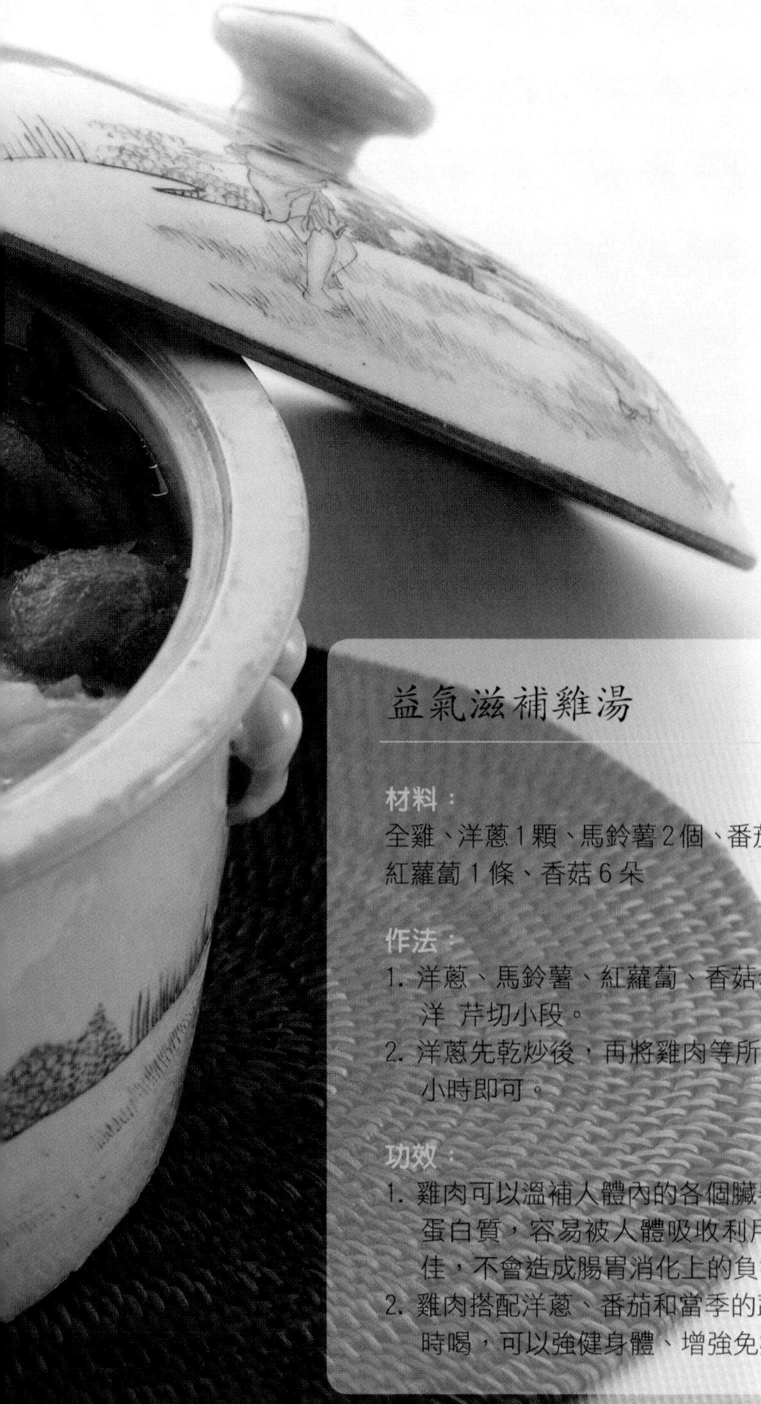

益氣滋補雞湯

材料：

全雞、洋蔥1顆、馬鈴薯2個、番茄5個、西洋芹2根、紅蘿蔔1條、香菇6朵

作法：

1. 洋蔥、馬鈴薯、紅蘿蔔、香菇切塊，番茄對切，西洋 芹切小段。
2. 洋蔥先乾炒後，再將雞肉等所有材料放入，燉煮3小時即可。

功效：

1. 雞肉可以溫補人體內的各個臟器，而且含豐富優良蛋白質，容易被人體吸收利用，肉質細嫩，口感佳，不會造成腸胃消化上的負擔。
2. 雞肉搭配洋蔥、番茄和當季的蔬菜，適合季節交替時喝，可以強健身體、增強免疫。

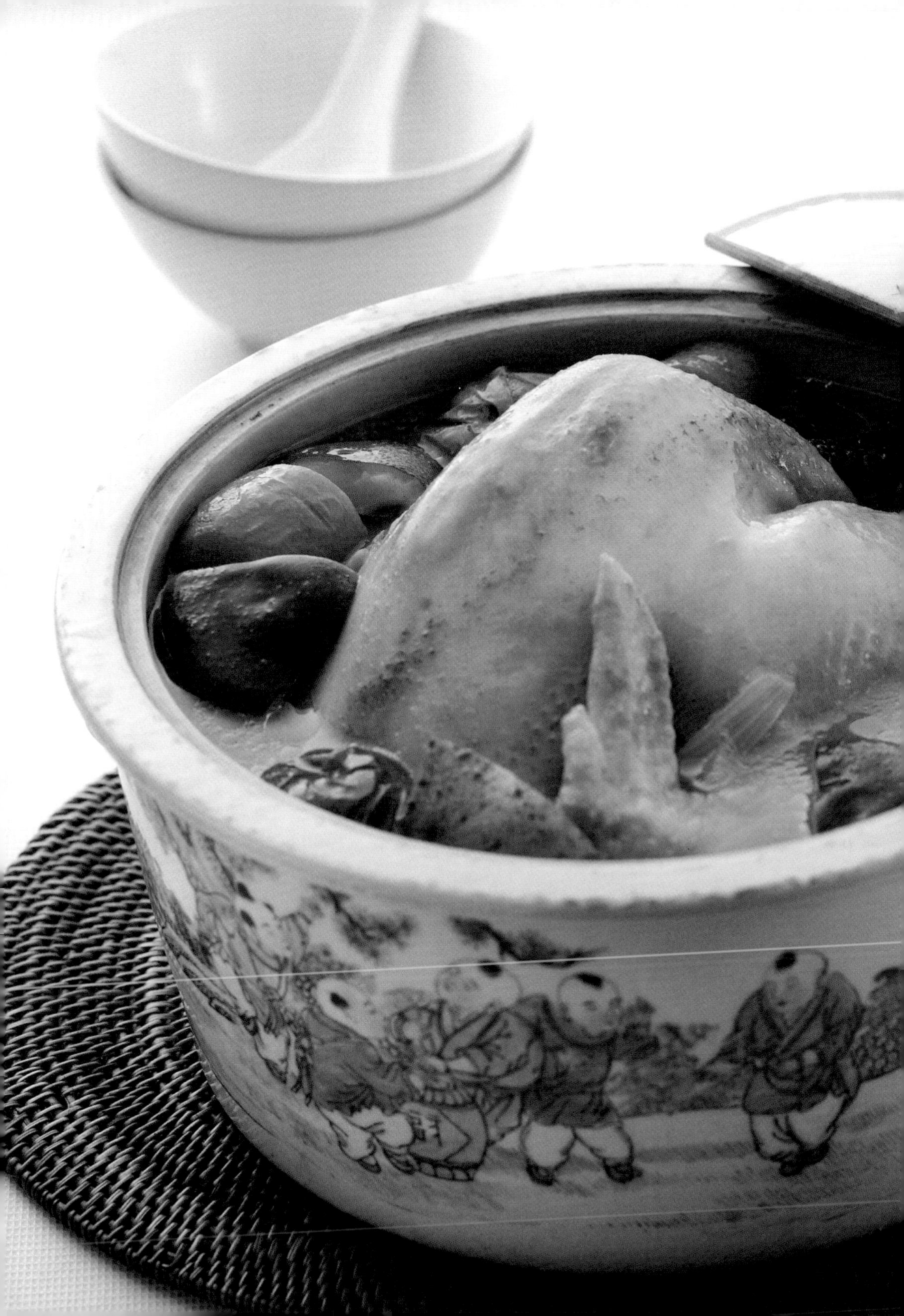

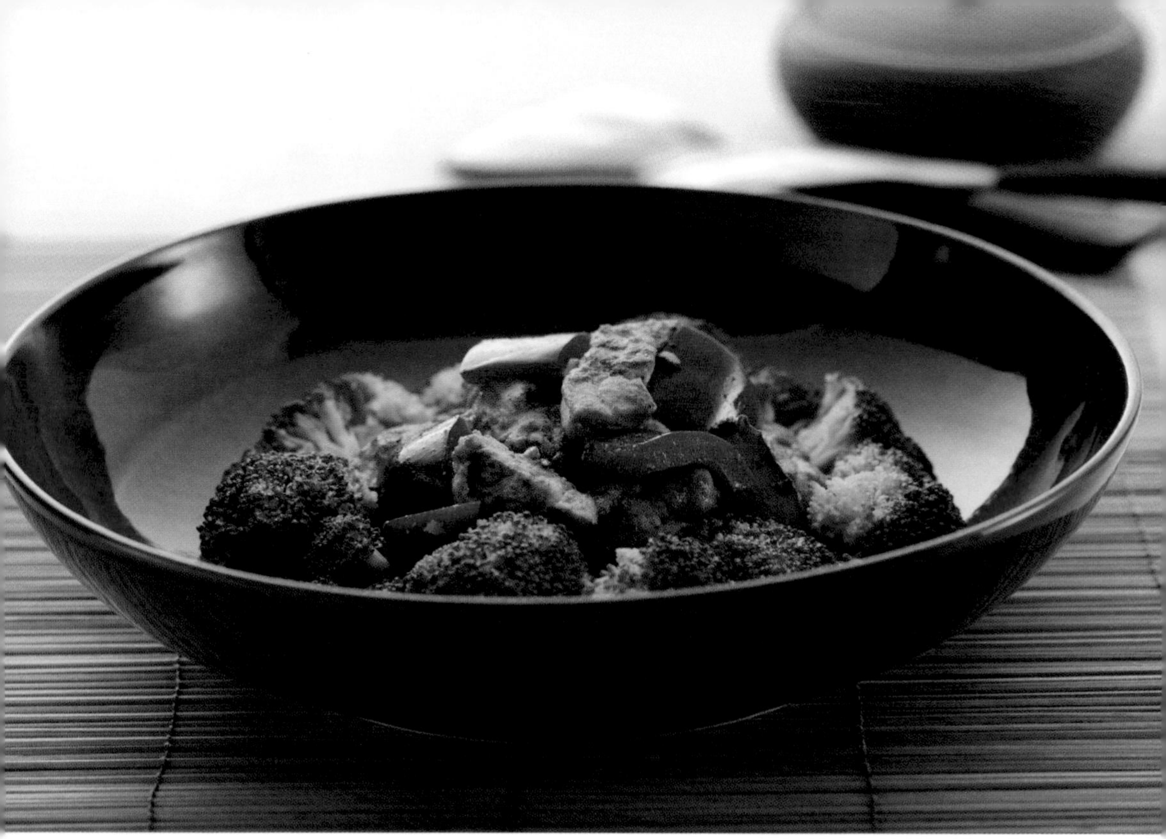

安神解勞小排骨

材料：

小排骨 1 碗、豆腐乳 2 塊、太白粉 3 湯匙、綠花椰菜 1/2 碗、紅椒 1/2 碗、蘑菇 1/2 碗、橄欖油少許、蔥 2 根、蒜 2 瓣

作法：

1. 小排骨切成一口大小，以壓碎的豆腐乳醃約 1 小時。
2. 油鍋燒熱，將醃好之排骨炸熟。
3. 綠花椰菜、紅椒和蘑菇分別切塊備用。
4. 鍋內倒入少許橄欖油熱鍋，爆香蔥、蒜，再加入排骨、綠花椰菜、紅椒、蘑菇炒出味道來，最後稍微燜煮即可。

Tips：

蔥的份量可多放，特別是正月蔥最溫和好吃，蔥綠也一起入菜，讓這一道菜充滿視覺感和口感。

功效：

1. 眼睛容易疲勞、出血、失眠、神經衰弱不安定，甚至高血壓、容易發炎等慢性病患，不適合多吃蔥，不過正月蔥則沒有這個限制；而貧血、低血壓、怕冷的人更應多吃正月蔥來幫助身體機能恢復。
2. 青蔥含蔥類特有的硫化物成分，能夠活化抗癌酵素、阻斷致癌物生成，也能提高維他命 B 群的作用，幫助消除疲勞及手腳冰冷等症狀；蔥白部分富含蘋果酸、磷酸糖等，能促進發汗並興奮神經系統、刺激血液循環，也可增強消化液分泌、增加食慾。

防癌健身番茄牛肉

材料：

熟透番茄 3 斤、牛肉 1 斤、酒 50 cc

作法

1. 牛肉切塊，番茄對切。
2. 將牛肉、番茄和酒一起小火燉煮 3~4 小時。

功效：

1. 番茄中富含「番茄紅素」，能夠對抗體內的自由基，降低體內的氧化壓力，減少患心臟病、糖尿病、癌症等和自由基相關疾病的機率。
2. 牛肉有益於人體的內臟器官、腰力、腳力等，對於身體虛弱、消化力不佳的人有食補的效果。牛肉中的維他命 A 和 B 群可以預防貧血，而且有豐富的鐵質對缺鐵性貧血更有效益。

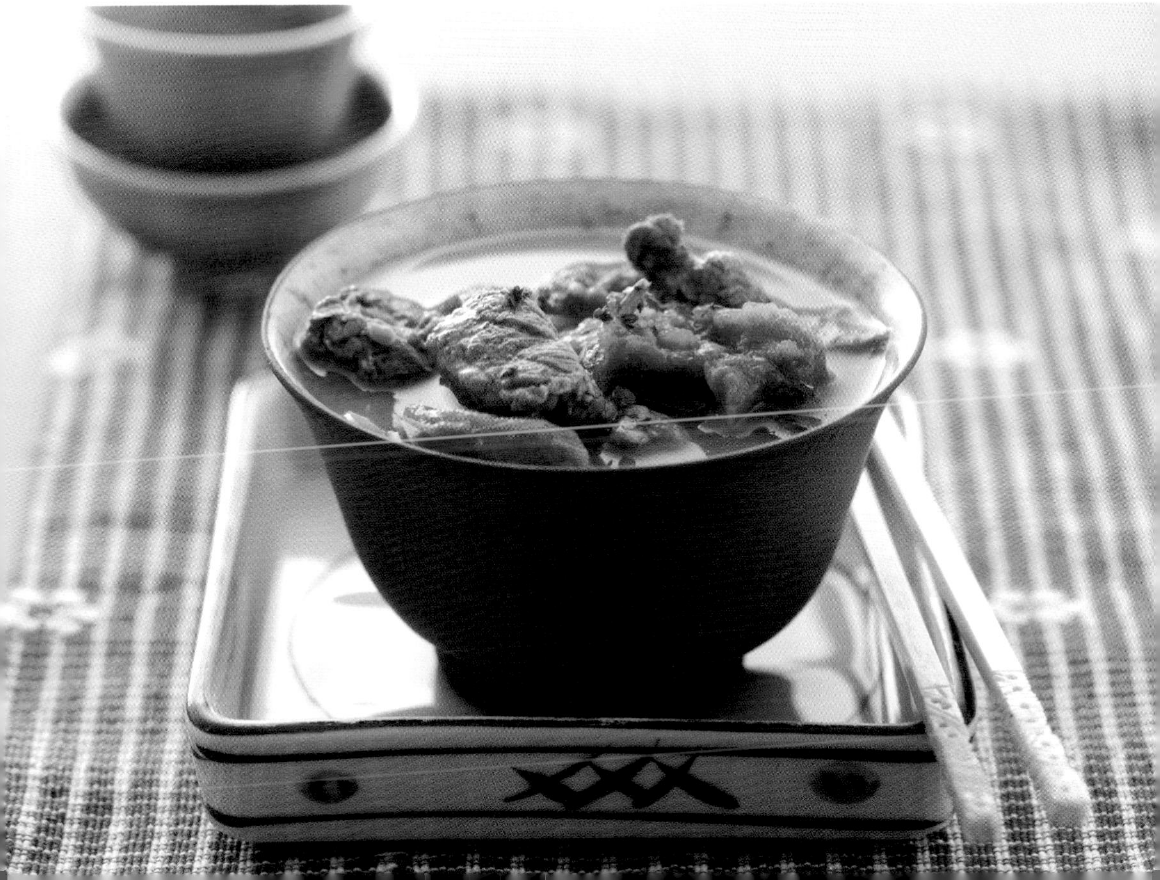

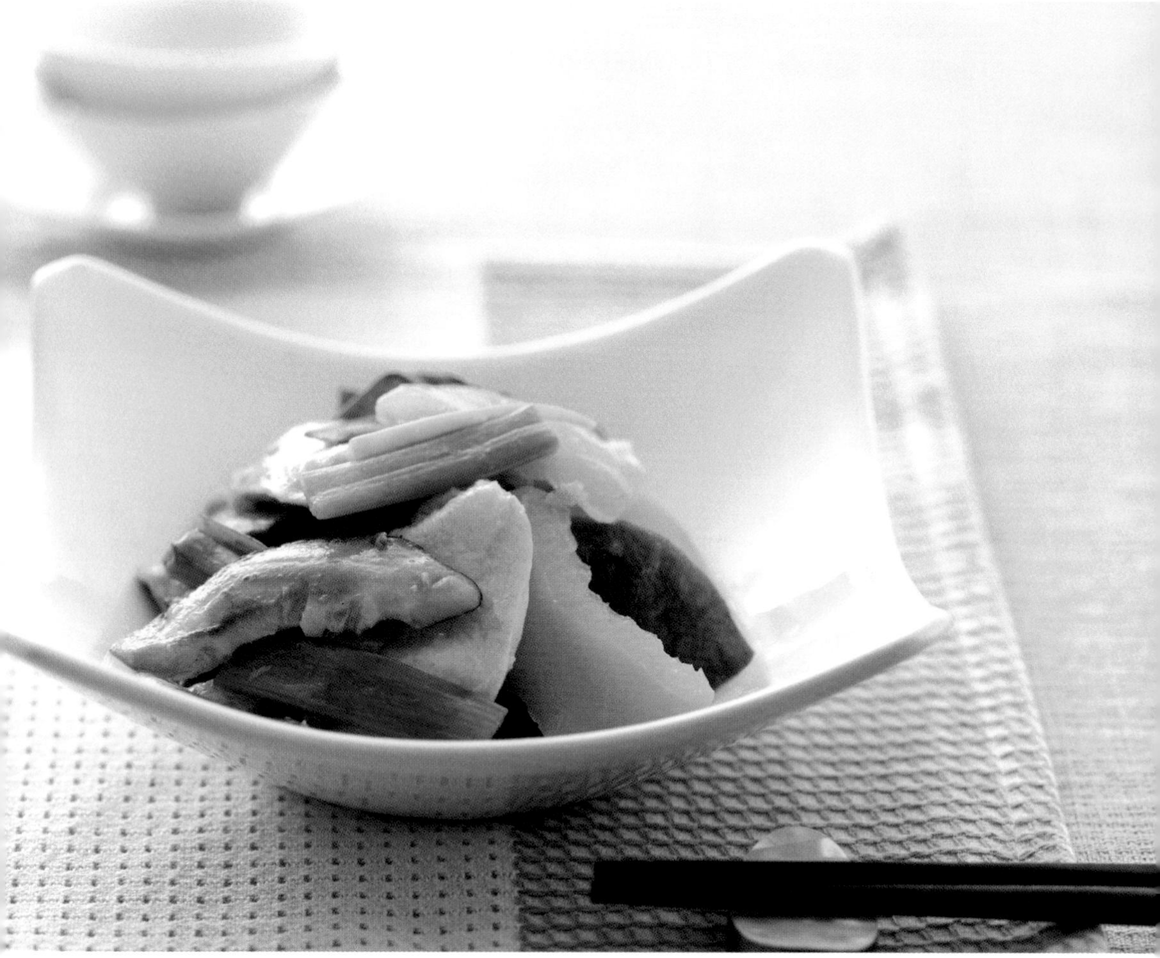

聰明高蛋白雞魚肉

材料：

雞胸肉 1/2 碗、新鮮魚片 1/2 碗（可用旗魚或鮸魚）、麻油 1 湯匙、鹽 1/2 匙、酒 1 湯匙、太白粉 1 湯匙、蔥段 4 根、杏鮑菇 1/2 碗、豌豆筴 1/2 碗、薑 4 片

作法：

1. 雞胸肉和新鮮魚片分別以麻油、少許鹽、酒和少許太白粉醃好備用。
2. 油入鍋燒熱，爆香蔥段、薑片後，先炒雞肉片再炒魚片，然後加入杏鮑菇、豌豆筴炒熟即可。

功效：

這一道菜屬原味粗食，蘊含營養豐富的高蛋白，可補充身體能量。

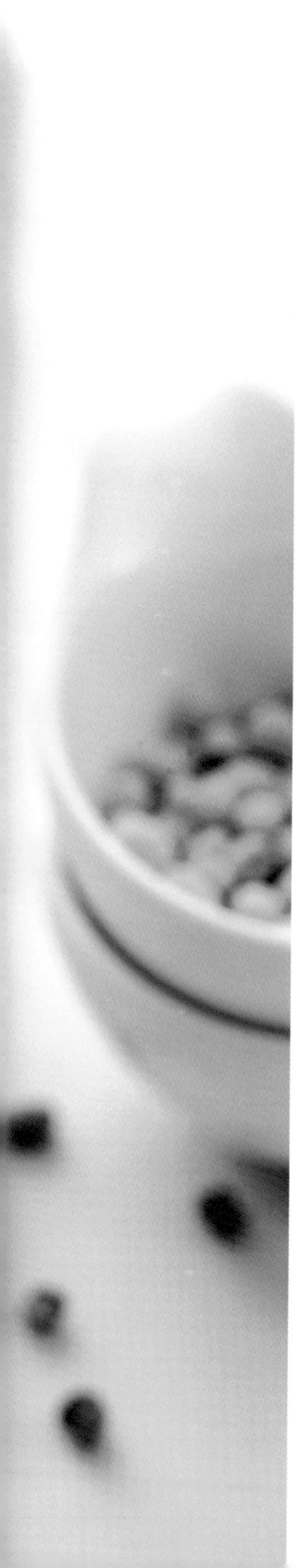

美白瘦身活力飲

材料：

薏仁、黃豆、紅豆、黑豆、綠豆、燕麥、栗子、糙米各 2 湯匙

作法：

1. 將所有豆類洗淨後放置隔夜。
2. 置入電鍋，加入比平常煮米飯多半杯至一杯的水烹煮。
3. 冷卻後再分包儲藏在冰箱。
4. 需要飲用時加入鮮奶 1 杯、溫牛奶或開水一起用果汁機打碎成汁即可飲用。

Tips：

1. 當作簡易早餐時可以搭配蔬果，讓營養更充沛。
2. 可依個人喜好或身體狀況調整材料及濃度。

功效：

1. 這是補充能源的養生飲，有美容、美白、消腫、瘦身的作用。
2. 薏仁性偏涼，孕婦應少吃，尤其是懷孕初期應避免。

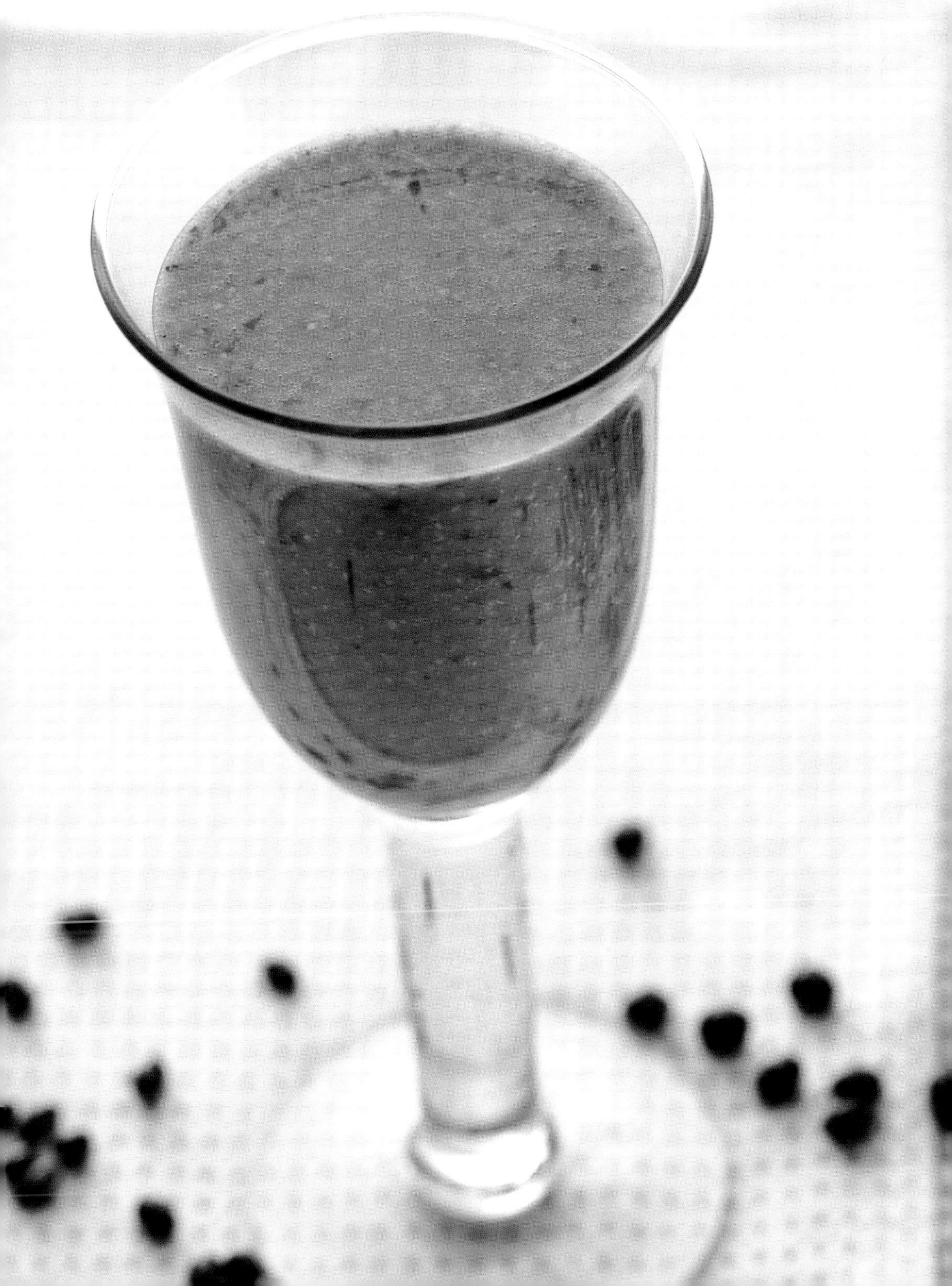

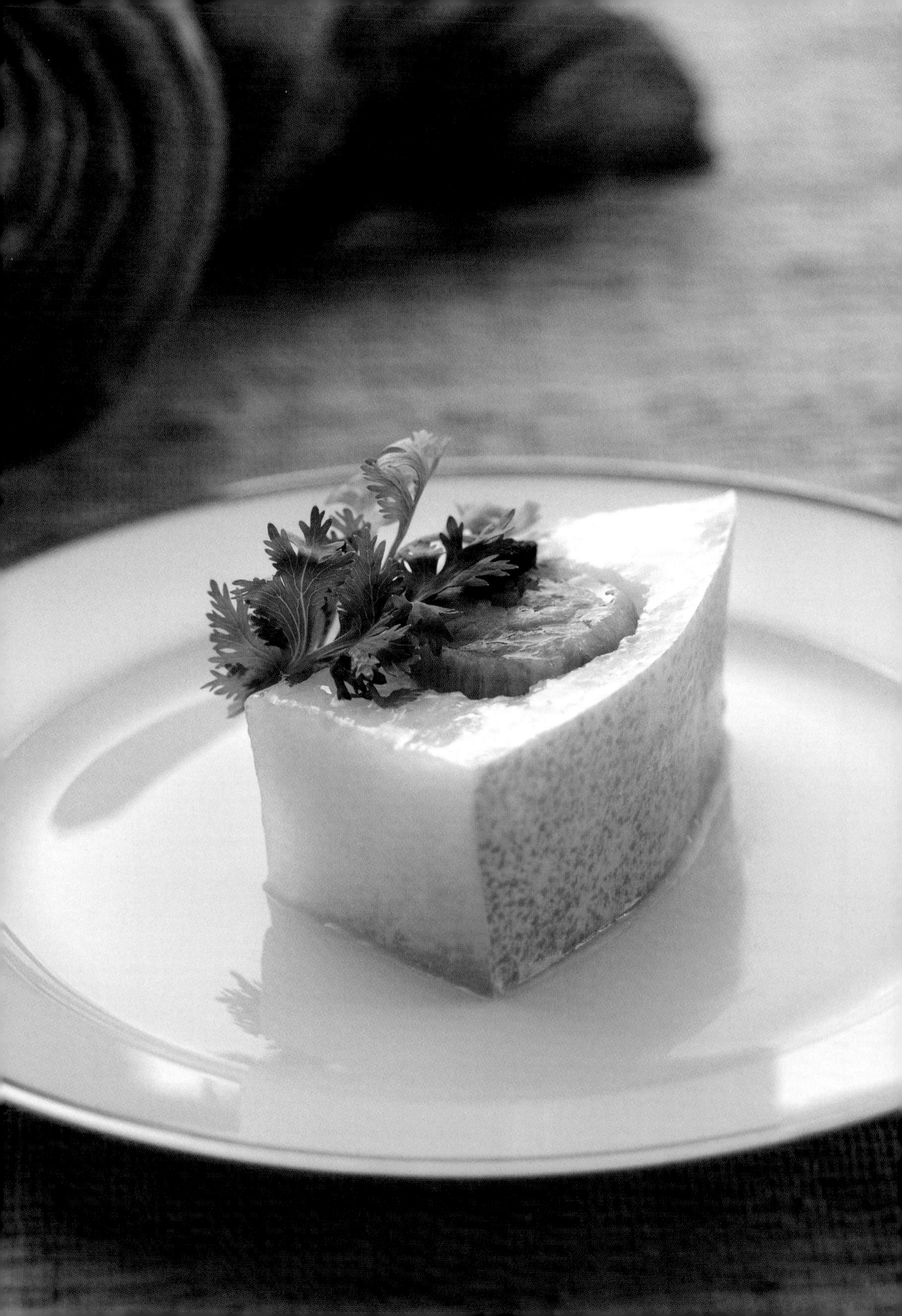

午、晚餐食譜

清腦利尿冬瓜釀

材料：

干貝、冬瓜

作法：

1. 干貝以熱開水泡軟。
2. 冬瓜切成圓塊狀，去籽挖空，干貝放置於中間，倒入泡過干貝的水。
3. 排好放盤上隔水蒸 1 小時即可。

功效：

1. 冬瓜味甘美而性寒，有利尿消腫、清熱解毒、清胃降火及消炎之功效。
2. 冬瓜低熱量無負擔，有助於美白及瘦身。

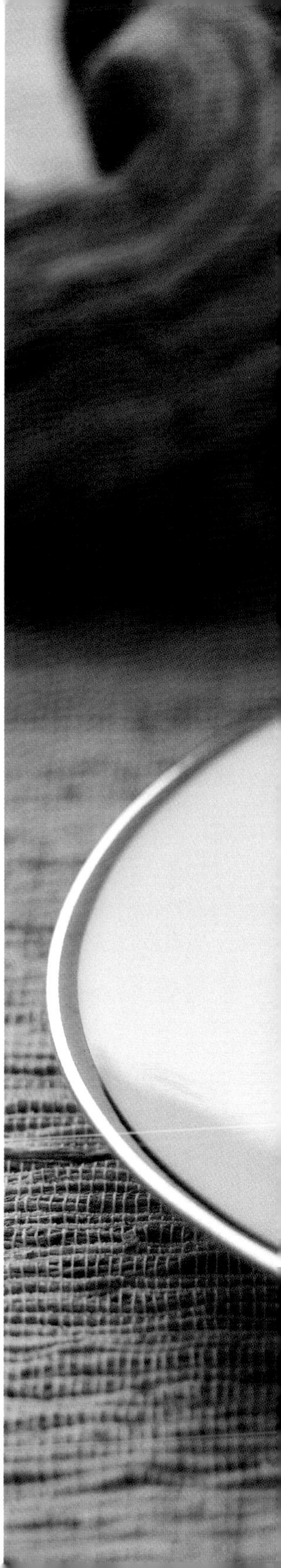

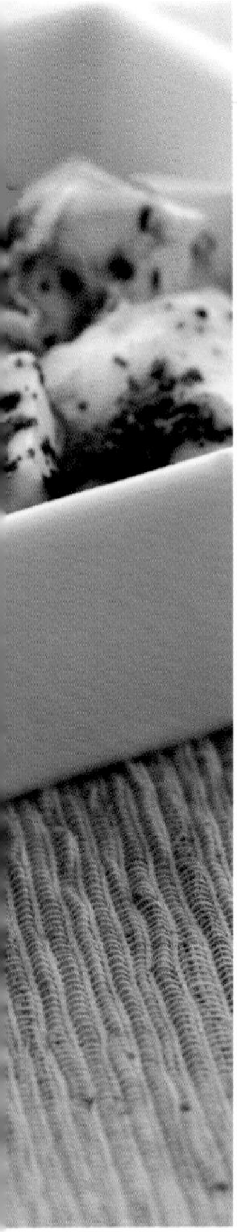

清血排毒豉蒸鱈魚

材料：

生鱈魚 1 片、豆腐 1/2 塊、豆豉 1 湯匙、薑汁 1/2 茶匙

作法：

1. 豆腐切片，鋪在蒸盤上。
2. 鱈魚、豆豉微拌後靜置 10 分鐘。
3. 將 2 料放在 1 料上。
4. 水煮開後，蒸約 10 至 15 分鐘即可。

功效：

1. 鱈魚為深海魚類，富含 EPA、DHA，可清除血液中過多的膽固醇，減少心血管疾病的發病率；也含有維他命 D，可以幫助鈣質吸收。
2. 豆豉的營養多元和牛肉差不多，而且因為經過發酵過程，所以更容易讓人體吸收。豆豉能開胃消食、祛風散寒，常吃可以改善胃腸道菌群，幫助消化、降低血壓、提高肝臟解毒功能。

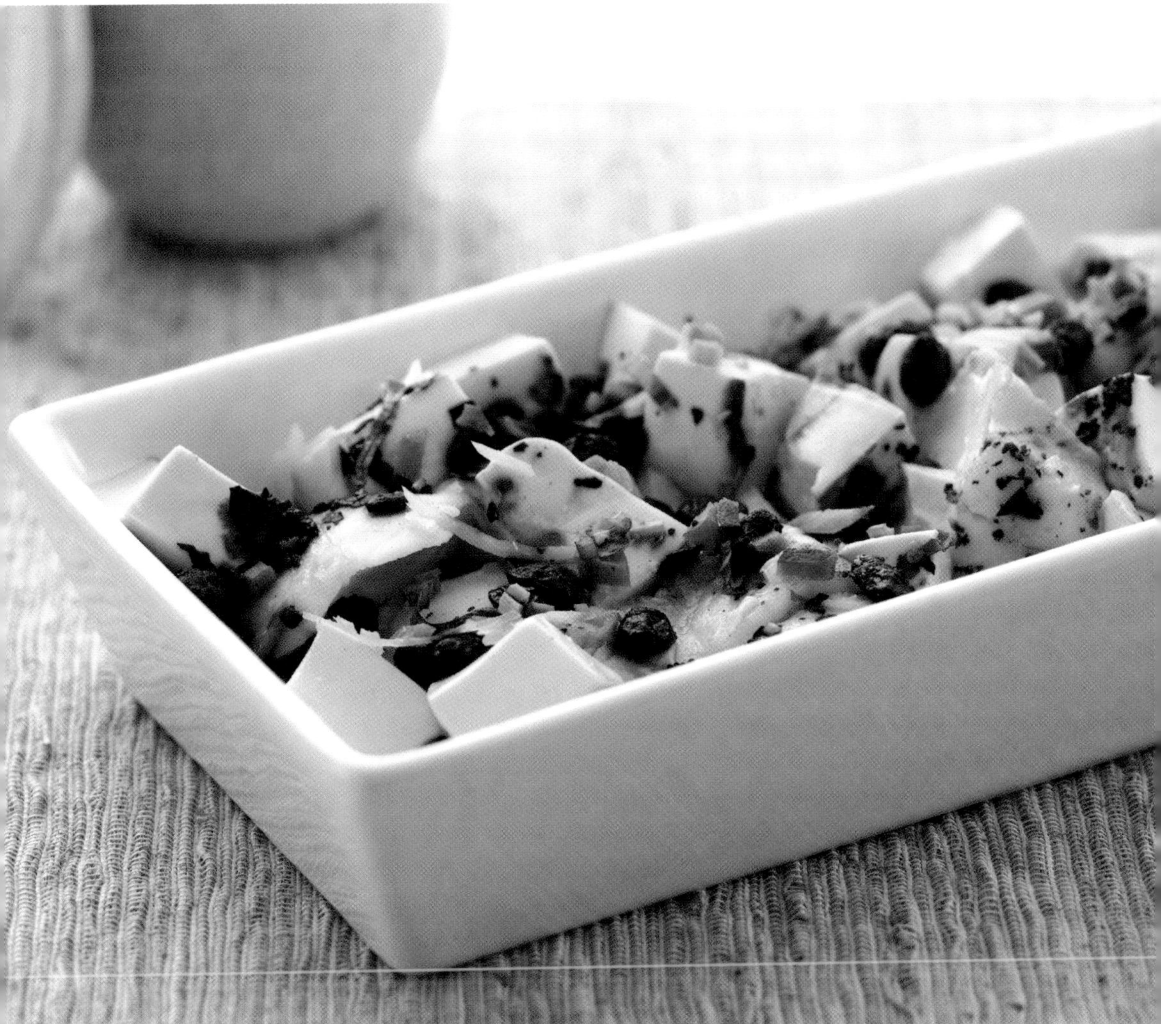

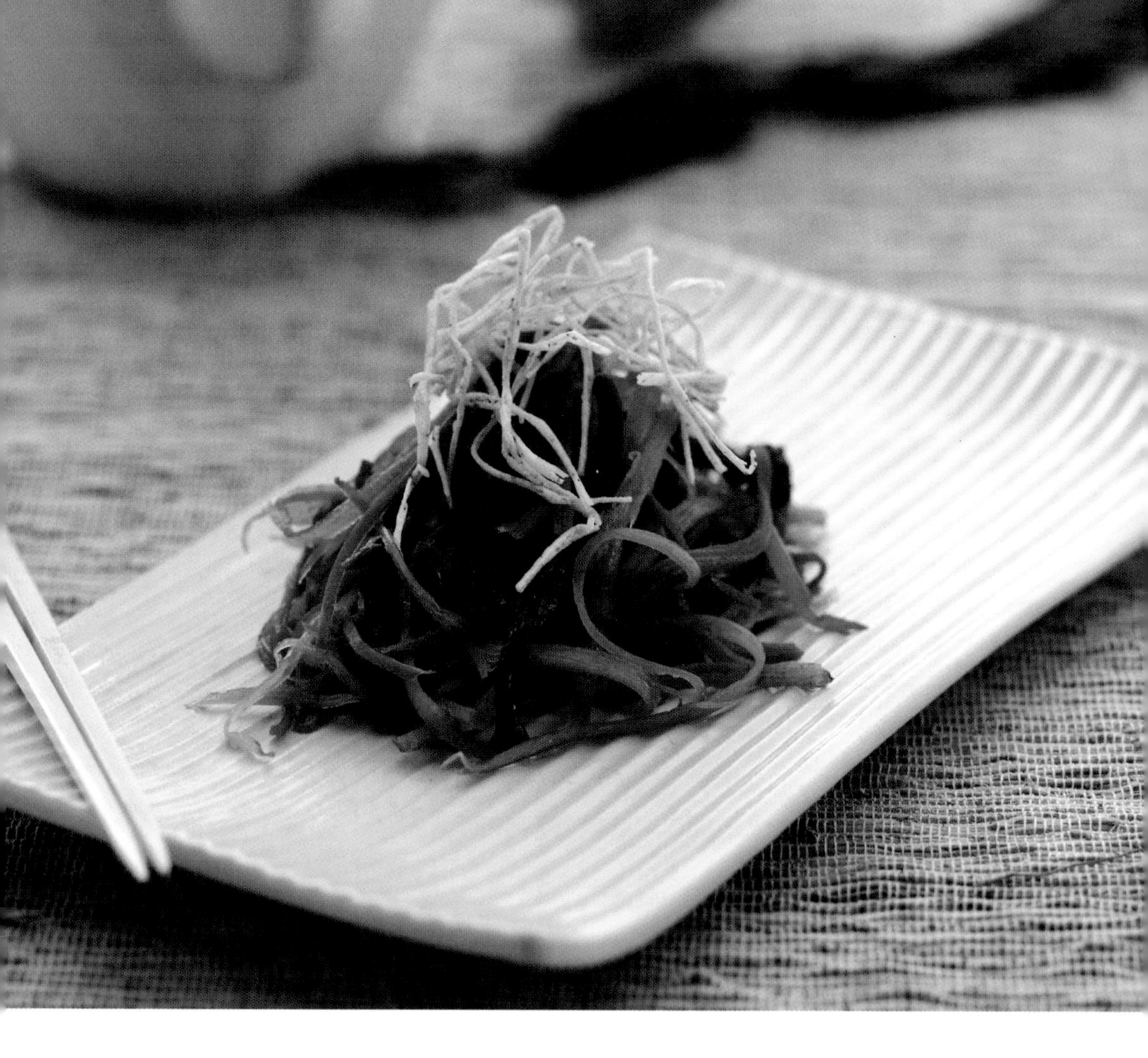

健腸無毒牛蒡長豇豆乾

材料：

牛蒡 1 碗、紫菜芽 1/4 碗、長豇豆乾 1/4 碗、紅蘿蔔 1 碗、黑芝麻少許

作法：

1. 長豇豆乾先泡軟，牛蒡、紅蘿蔔切絲。
2. 在高湯中加入切好的材料一起熬煮 30 分鐘。
3. 盛碗前灑上少許炒過的黑芝麻。

Tips：

挑選牛蒡以表皮光滑均勻，呈淡褐色，細嫩不粗糙、不長鬚根，形體正直，根頭端（蒂頭）齊平，長度 60 公分以上，根肩直徑 2 公分以上，整條重感愈重者為佳。

功效：

1. 多吃根莖類的食物可防止腸子老化並提升免疫力和記憶力。
2. 牛蒡含有一種水溶性的食物纖維，會拉長胃排空的時間、降低腸內的酸鹼度、增加腸黏膜的分泌，而且還會降低膽固醇、抑制餐後血糖質，再加上熱量很低，是相當值得推薦的低熱量高纖食物。

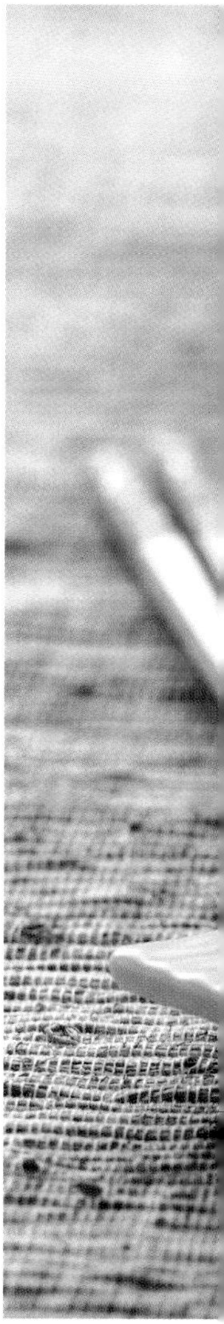

功效：

1. 生蠔肉營養豐富，含人體必需的 8 種氨基酸，而且脂肪只占少許，也含有能夠促進兒童智力的微量元素鋅，故又有益智海味之稱。
2. 消化力不佳的人，不要多吃生蠔。

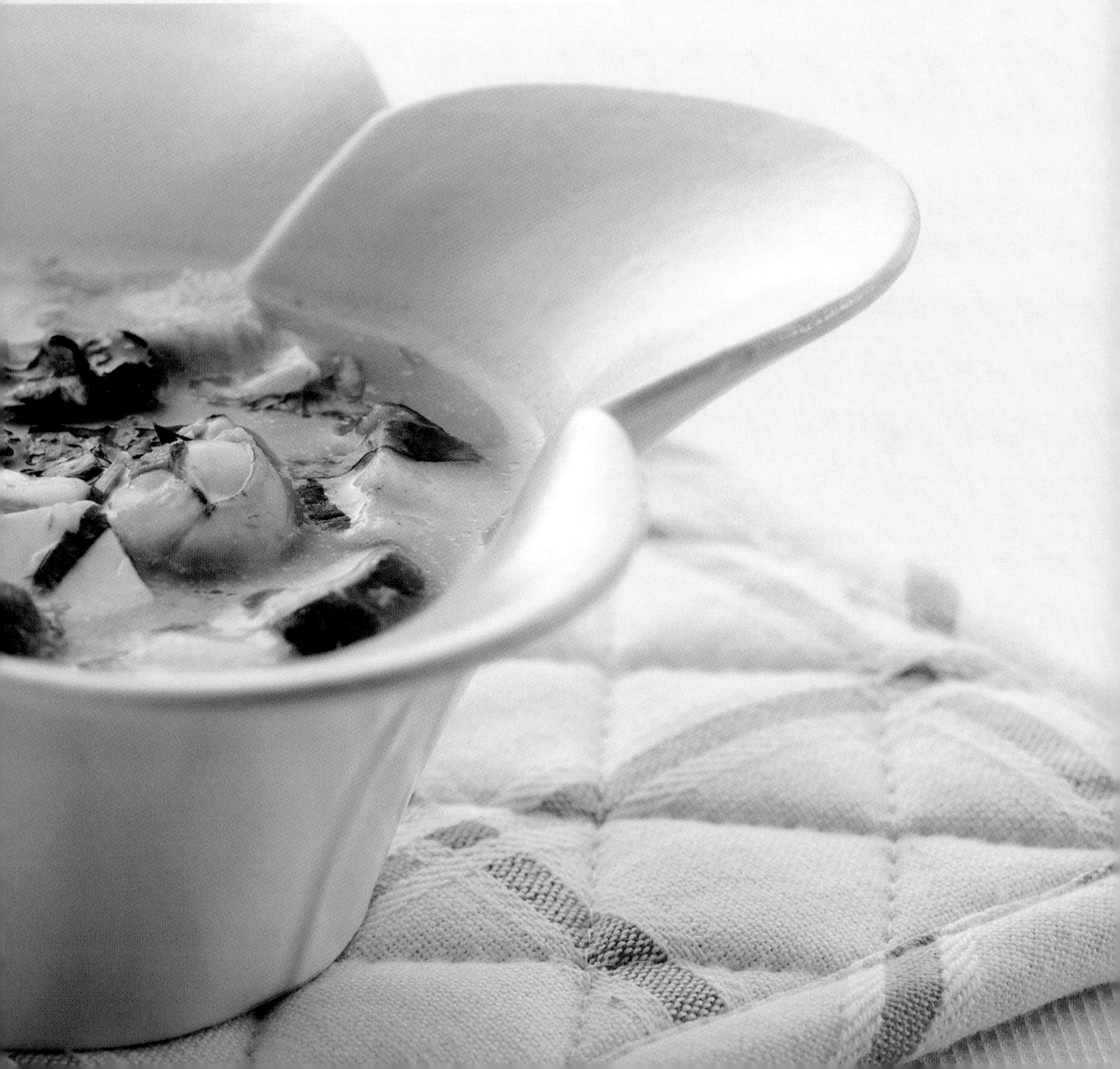

益智活力生蠔豆腐湯

材料：

生蠔150公克、豆腐1塊、香菇2朵、梅干菜1小碗、芹菜末1小碗，山藥泥、薑、酒各少許、高湯

作法：

1. 蠔置於網內，用鹽水沖洗，瀝乾水分，倒入碗中，加少許薑末、酒，放置10分鐘等候入味。
2. 香菇泡軟切丁，豆腐切小丁備用。
3. 鍋中加高湯、香菇、豆腐、梅干菜，以大火煮沸後；開了之後改中火，一邊將蠔沾山藥泥微拌後入鍋即可，最後灑上芹菜末。

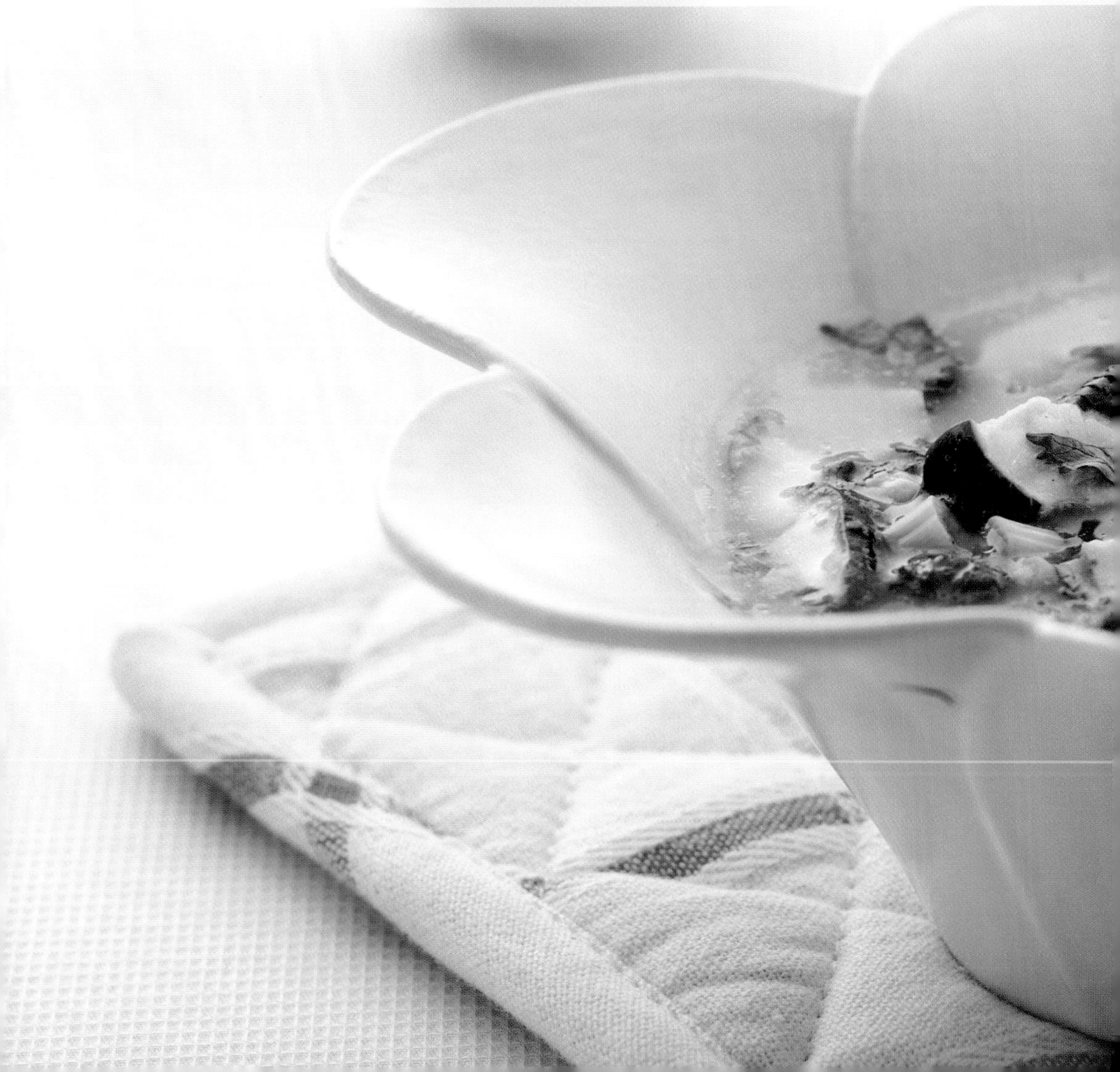

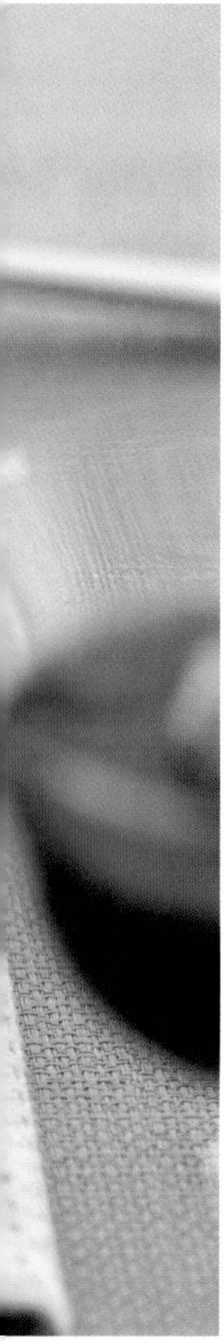

防癌補血開洋菠菜

材料：

開洋（金鉤蝦）1 湯匙、菠菜 1 把、起司片（1 人 1 片份量）、葵花油 1 小茶匙

作法：

1. 開洋（金鉤蝦）泡軟、剁碎備用；菠菜洗淨切段。
2. 葵花油入鍋，油熱後先加入開洋略炒，放入菠菜頭拌炒至稍軟後，再將莖葉部分入鍋。
3. 將熟時加入起司片，拌勻後即可起鍋。

功效：

1. 菠菜的 β 胡蘿蔔素含量在所有的蔬菜類中，僅次於胡蘿蔔，而高居第二位，β 胡蘿蔔素可以降低白內障、冠狀動脈疾病以及惡性腫瘤的罹患率。
2. 菠菜富含 2 倍於其它蔬菜的鐵質，葉酸含量也很高，還有豐富的維他命 C，可以幫助鐵質的吸收，所以極具補血、養血作用。

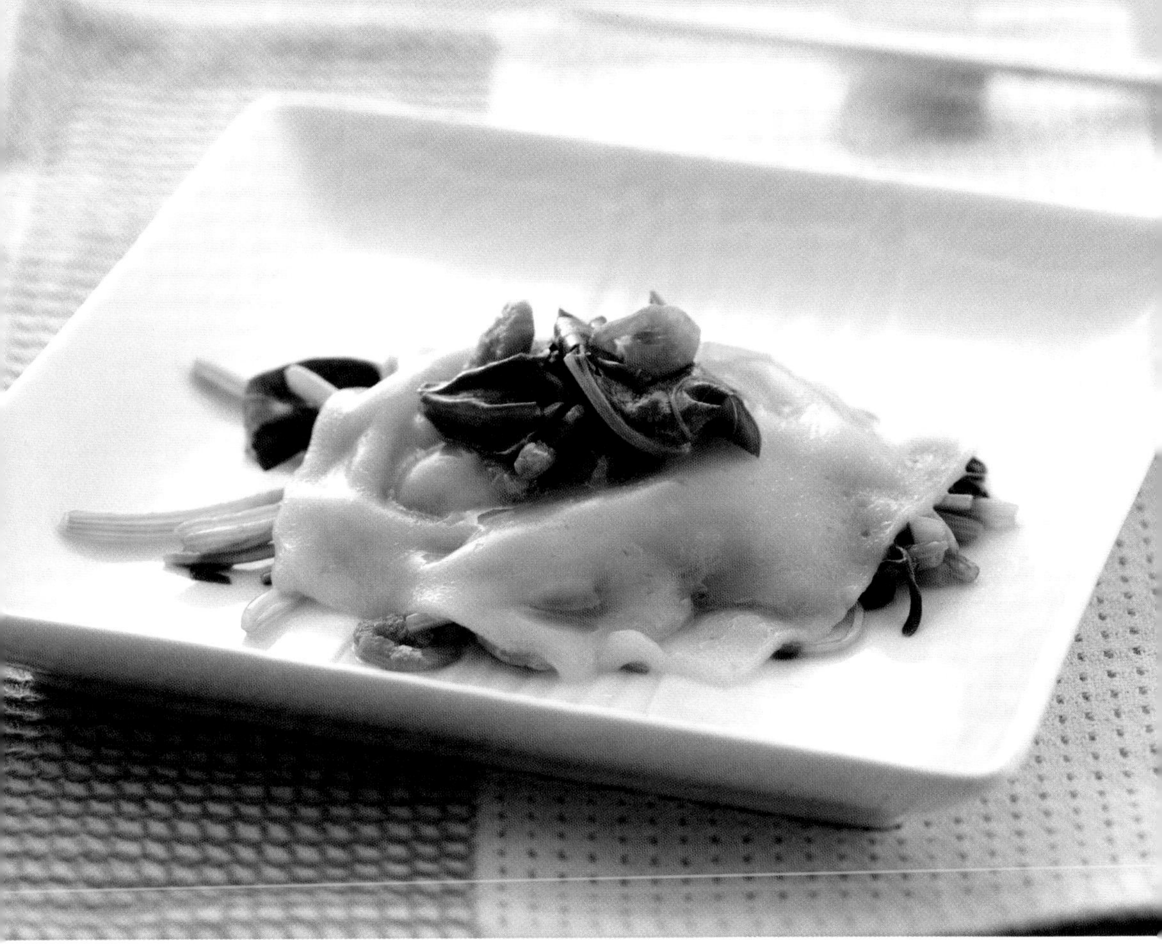

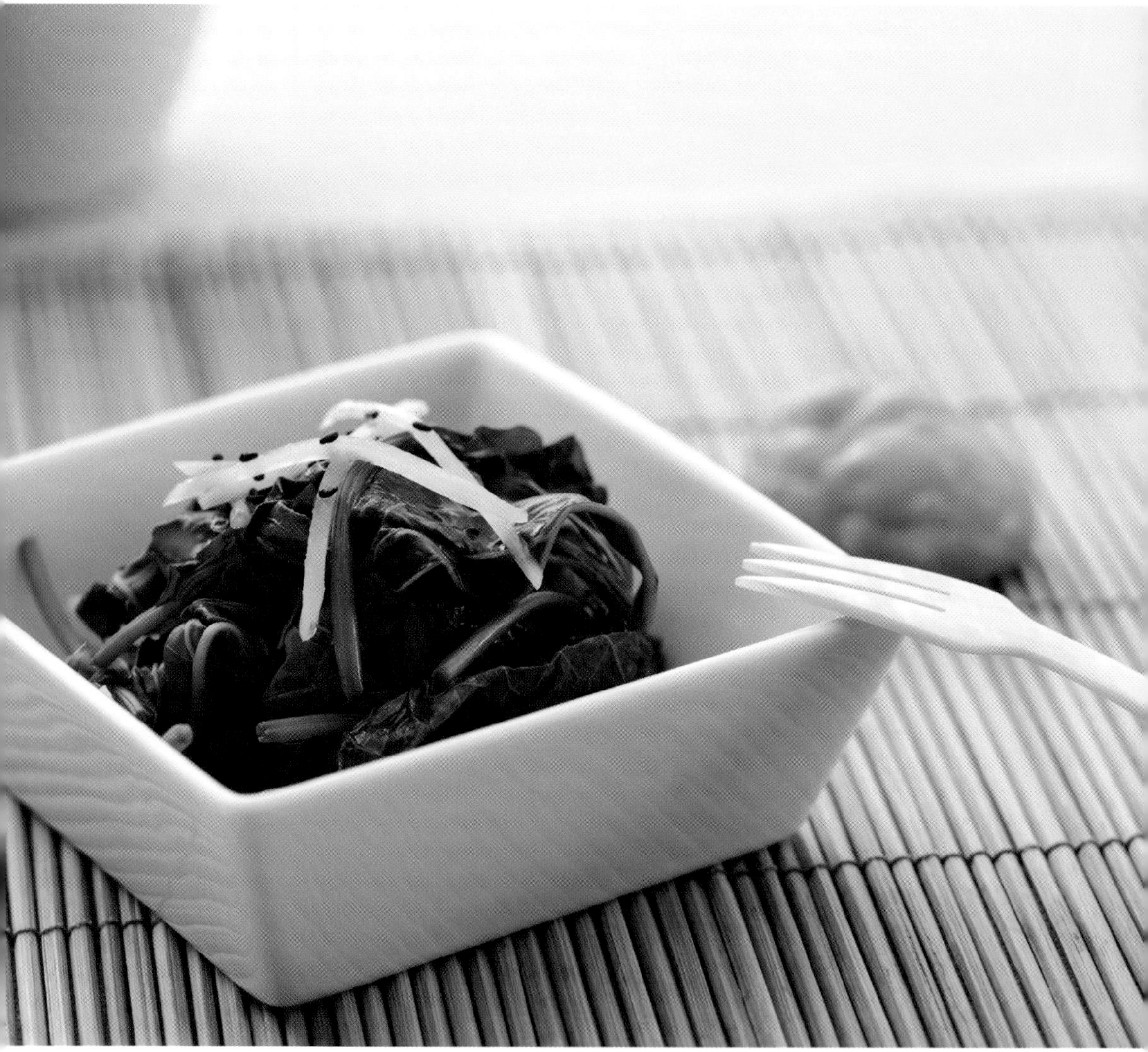

抗壓清腸地瓜葉

材料：

地瓜葉半斤、九層塔 1 小碗、薑絲 1 茶匙、麻油 1 湯匙、鹽少許

作法：

1. 地瓜葉洗淨，梗葉分開切段備用。
2. 鍋內水加薑絲、鹽，煮開後先放入地瓜梗略煮。
3. 待撈起地瓜梗，再放入地瓜葉燙熟，不可煮太久以免營養流失。
4. 九層塔細切和麻油一起拌入地瓜葉中調味即可。

功效：

1. 地瓜葉和所有深綠色蔬菜一樣，維他命Ａ及鐵質含量豐富。而且纖維質高，熱量低，可說是減重者很好的選擇。
2. 地瓜葉是高含鉀蔬菜，有助血壓控制，預防高血壓，不過腎病患者，要避免飲用地瓜葉的湯汁。

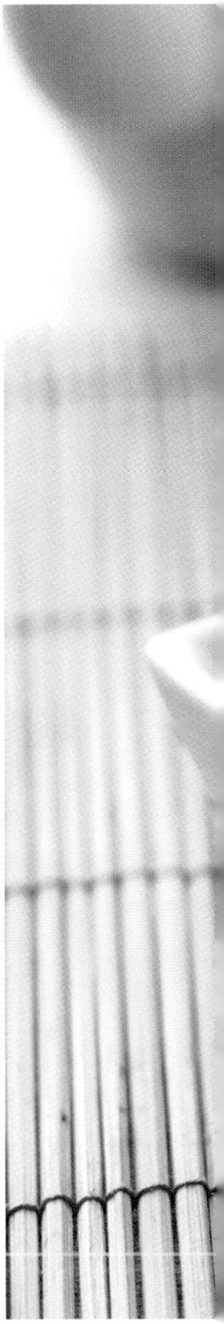

血管清道夫青蔬燕麥粥

材料：

燕麥 1 杯、高麗菜汁 5 杯

1. 將高麗菜洗淨，放入果汁機中攪碎成汁，不去渣。
2. 燕麥先洗淨濾乾，加高麗菜汁，燉煮成燕麥粥即可。

Tips：

1. 高麗菜盛產期間可以多煮此粥。
2. 高麗菜汁也可以用紅蘿蔔汁、蘿蔔汁、高湯、水，或配合節令的蔬菜汁替代，讓粥的口味更多樣化。

功效：

1. 適合體力差，容易胃酸過多的人食用。
2. 燕麥營養素完整，又含有 B- 聚葡萄糖的水溶性膳食纖維，可增加飽和感、幫助腸胃動、改善便秘，還可以幫助血中膽固醇的代謝，可謂是血管清道夫。

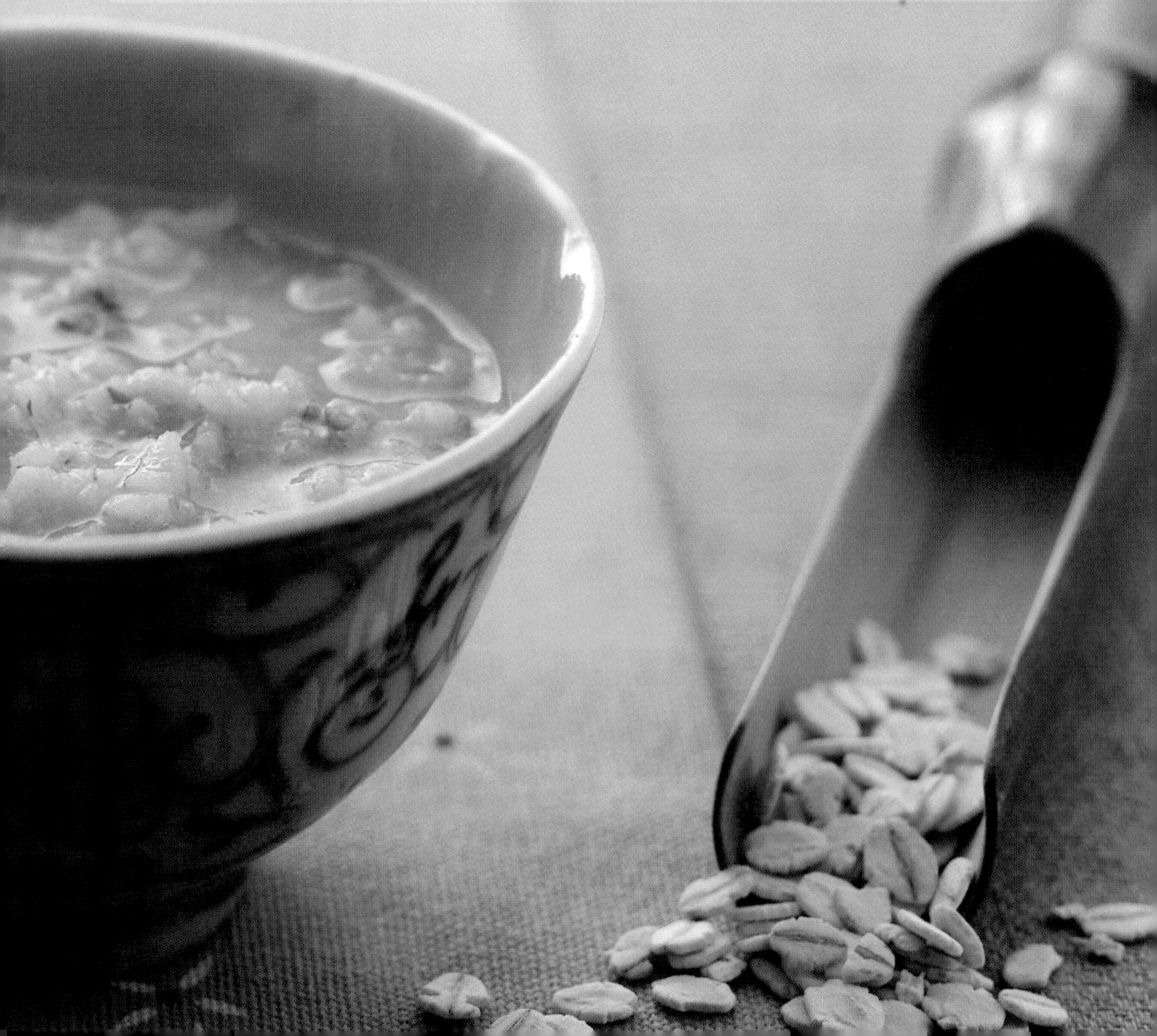

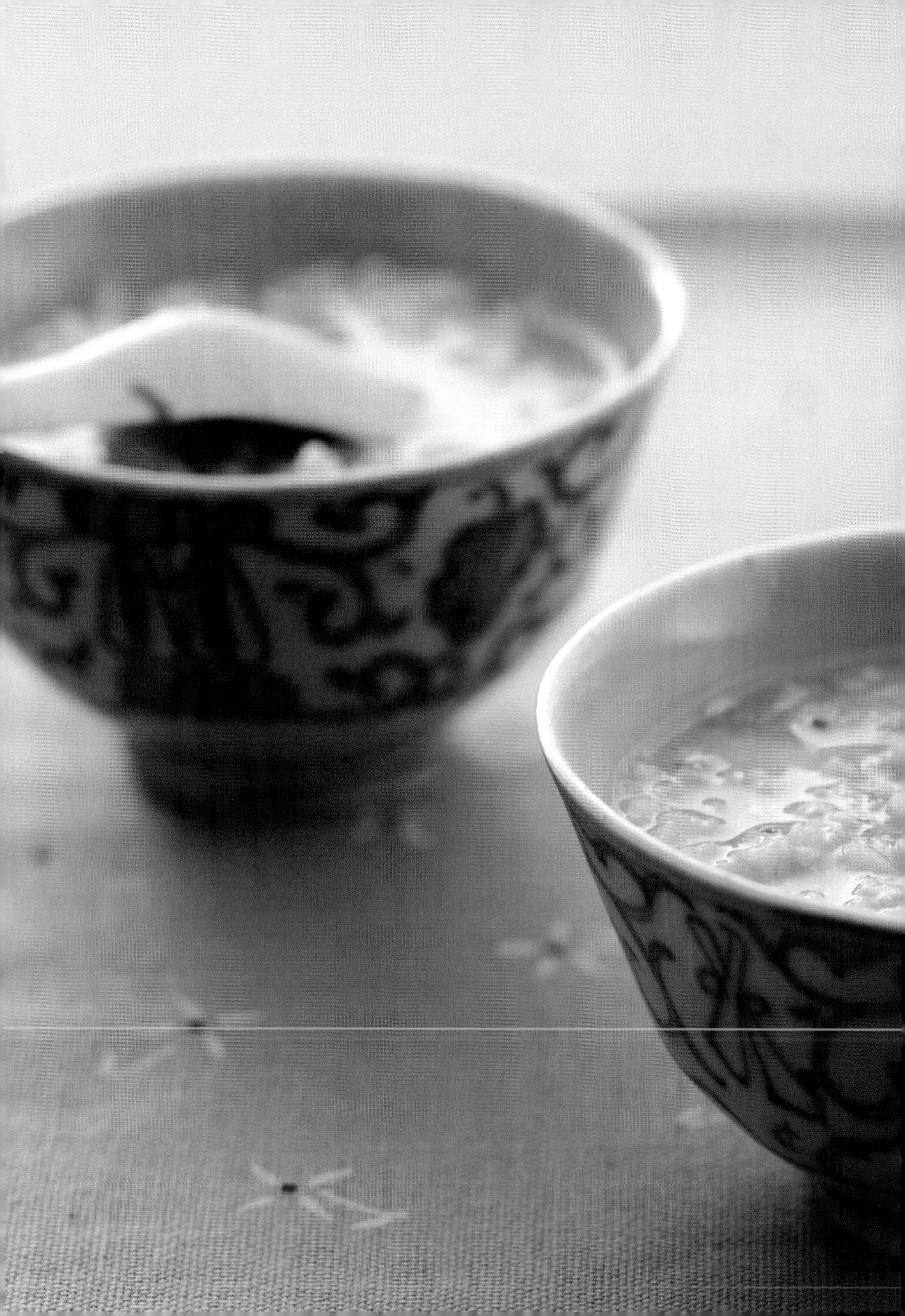

防老消炎蔥香鮭魚

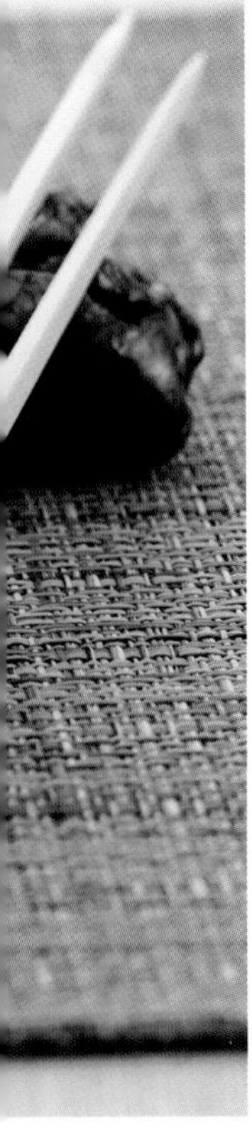

材料：

鮭魚一片、蔥 2 支、薑 2 片、樹籽 1 湯匙

作法：

1. 鮭魚洗淨切塊放排入蒸盤中。
2. 先在鮭魚塊上鋪滿蔥、薑絲，再放上樹籽，就可放入蒸鍋。
3. 蒸鍋水煮開後，大火蒸魚約 5 至 10 分鐘即可。

Tips：

1. 對於內臟下垂、末稍血液循環不良、常手腳冰冷的人，可以使用較多的蔥、薑等辛辣料。
2. 非正月蔥時節，蔥可以酌量增減。

功效：

1. 鮭魚蘊藏豐富的 Omega — 3 脂肪酸，可降低血液中膽固醇含量，也可以減少三酸甘油脂的含量，能預防脂肪肝、心臟血管疾病，減低動脈硬化及罹患老年痴呆症的機率。
2. Omega — 3 脂肪酸也能抑制癌細胞的增生，可減少腫瘤的大小及數量；還具抗炎作用，可治療關節炎、牛皮癬等發炎症狀。

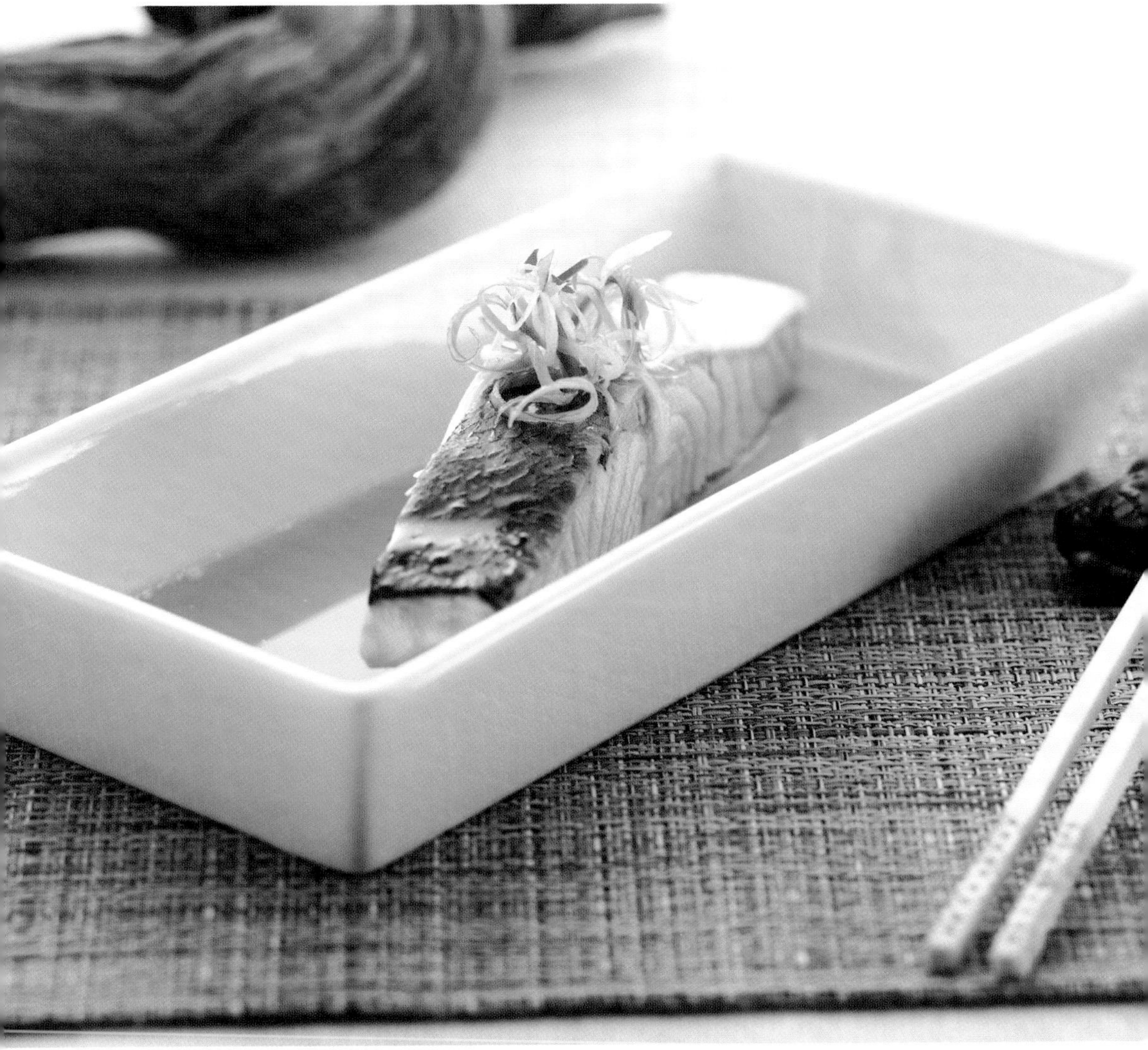

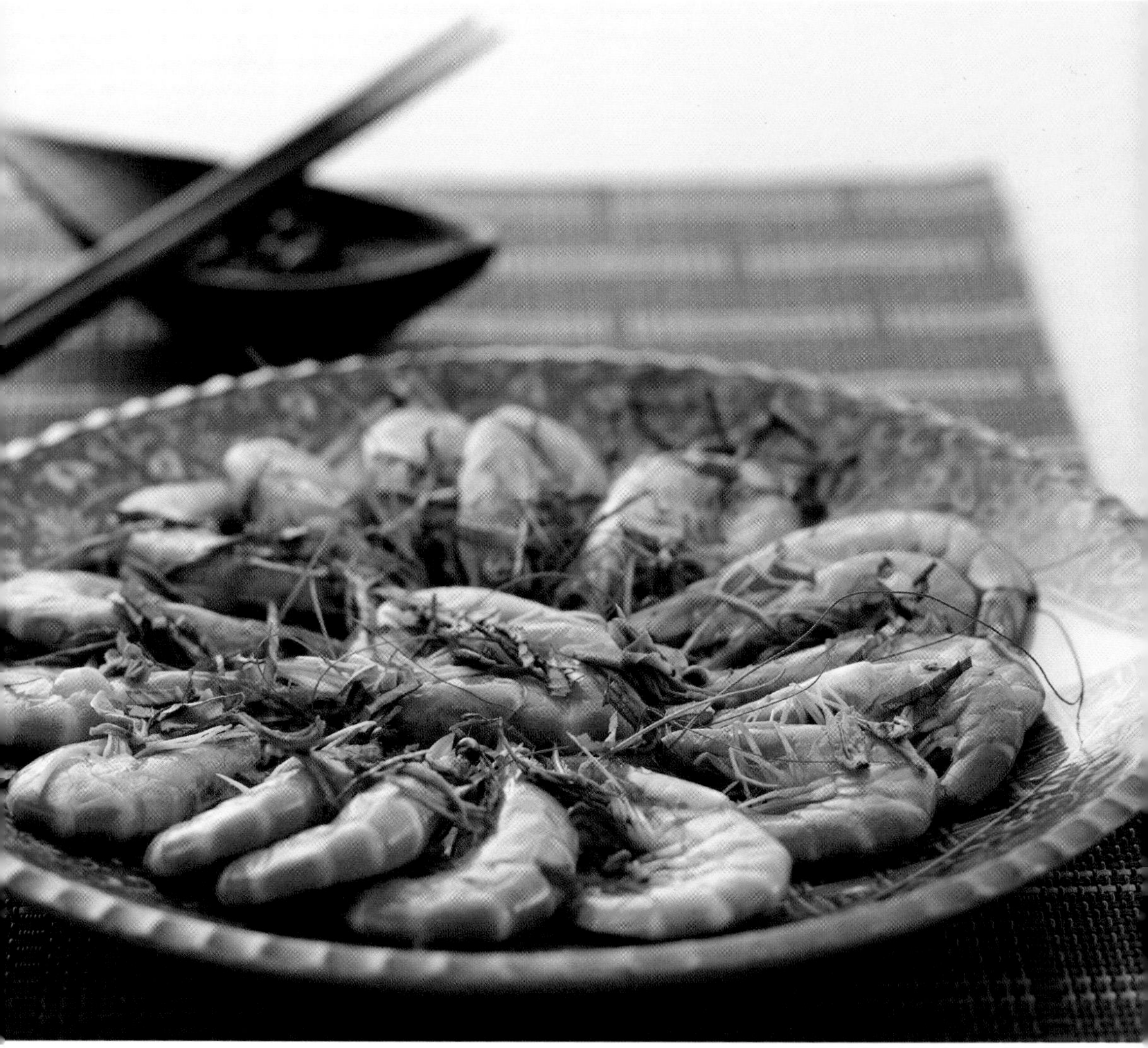

增強體力綠茶蝦仁

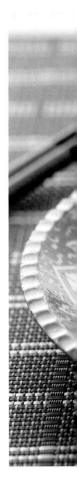

材料：

新鮮綠茶葉 1 湯匙、泡過的綠葉 1 湯匙、蝦 16 尾、鹽、薑少許

作法：

1. 蝦洗淨備用。
2. 將新鮮綠茶葉、鹽、薑放入 500cc 水中，煮開後將蝦入鍋。
3. 蝦燙熟後撈起，瀝乾水分，最後拌入泡過的綠茶葉即可。

功效：

1. 這道紅配綠的懷石料理，以鮮明的對比色調刺激食欲，也能藉由海鮮與綠茶的搭配改善內臟下垂的狀況。
2. 蝦仁的營養豐富，其中蛋白質的含量是魚、蛋、奶類的數倍，甚至是數十倍，而且肉質鬆軟，易消化，對身體虛弱以及病後需要調養的人是極好的食物。

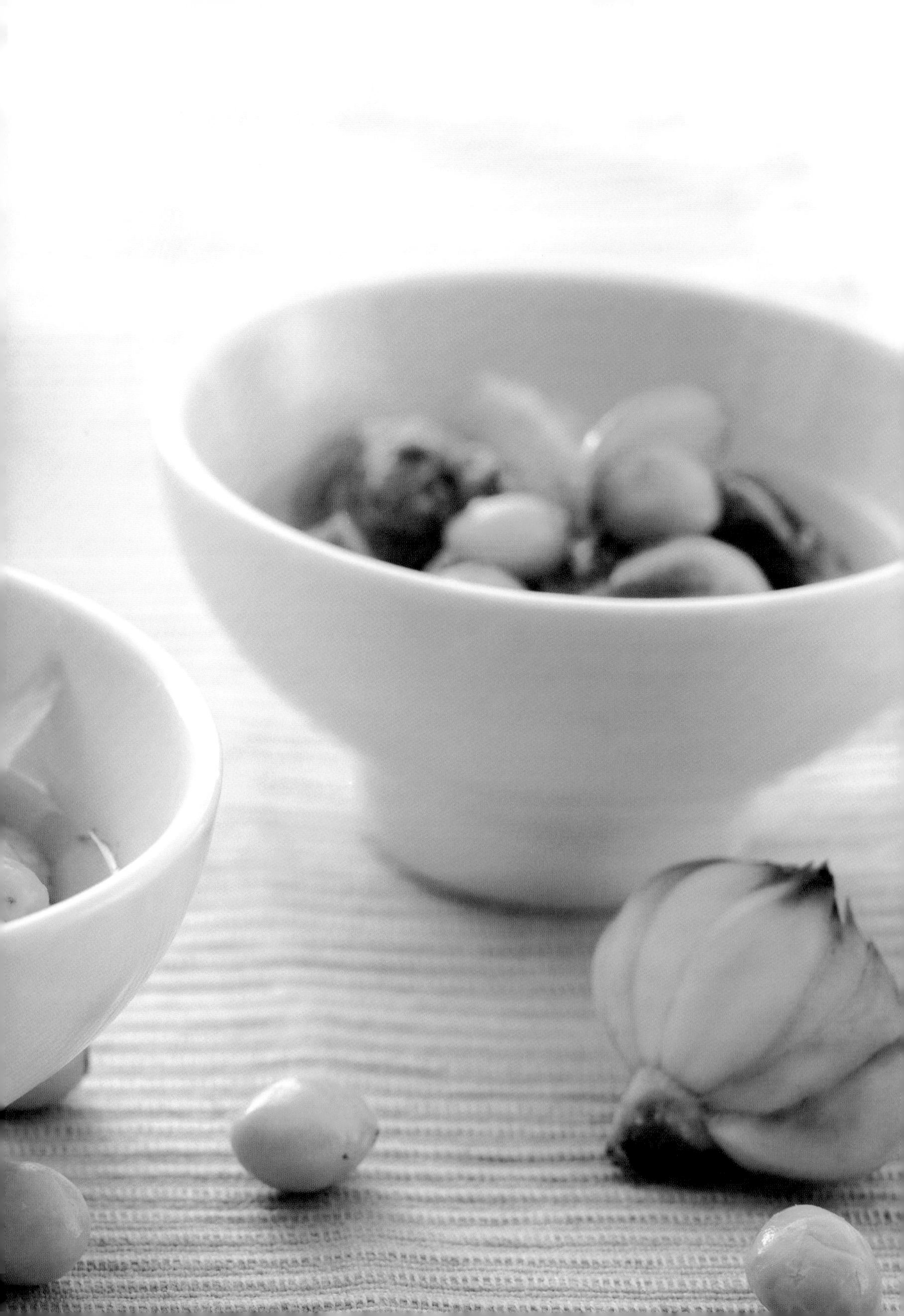

午茶小點

溫肺助眠百合牛里肌

材料：

牛里肌肉 1/2 碗、薑汁 1/2 茶匙、百合 1/4 碗、白果 1/4 碗、高湯 1 碗、鹹瓜 1 小塊

作法：

1. 牛里肌肉切塊（略大於白果大小即可）。
2. 牛肉加高湯、鹹瓜、薑汁一起蒸到軟。
3. 最後加入百合、白果燉熟即可。

功效：

1. 偶爾吃百合，可達到強健呼吸系統的功能，神經質體型的人可以多吃百合，來安定精神、幫助睡眠。
2. 白果可溫肺益氣、鎮咳止喘、可抗小便過頻，但有輕微毒性不可多食或長期吃，尤其是小孩子。

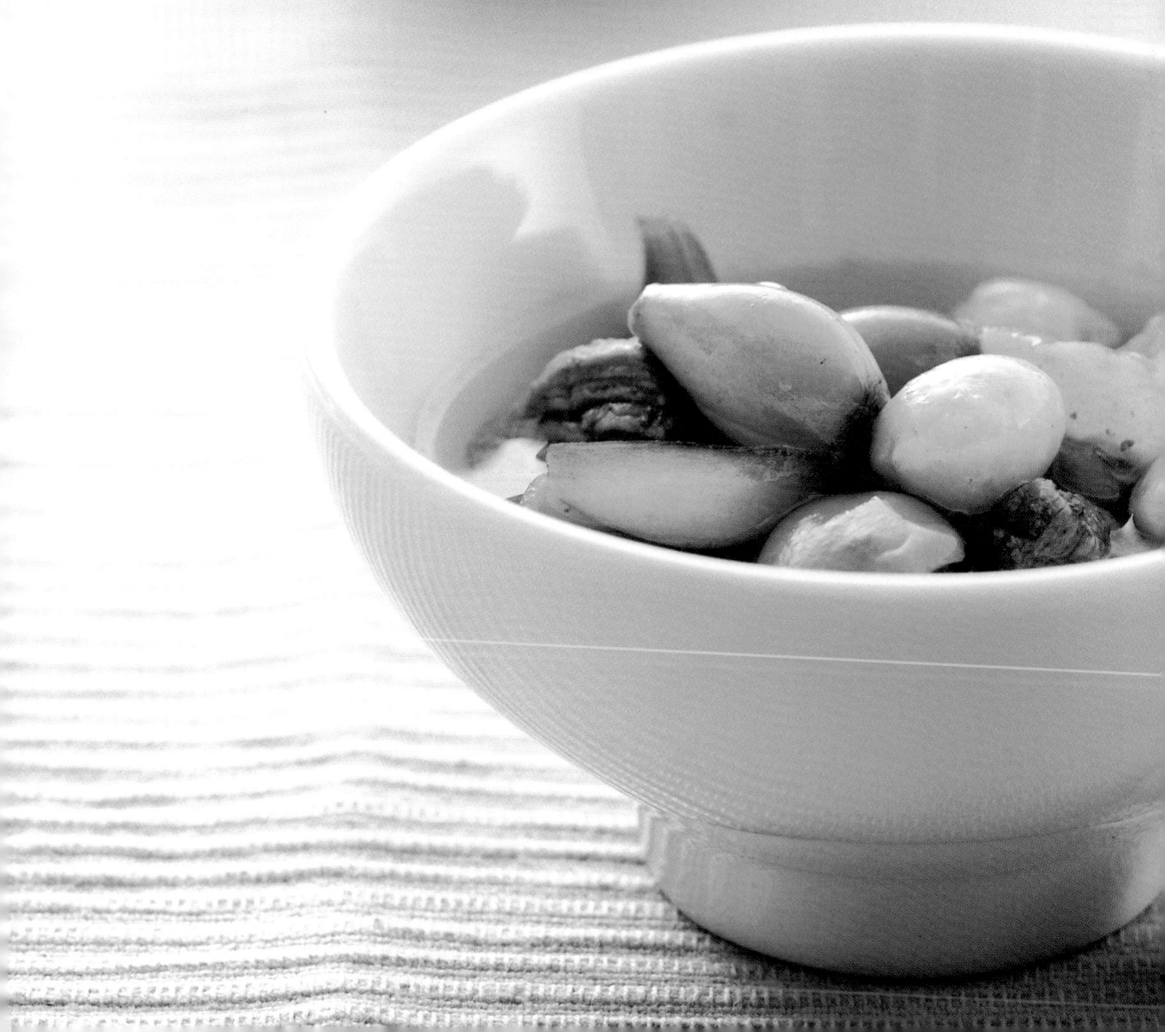

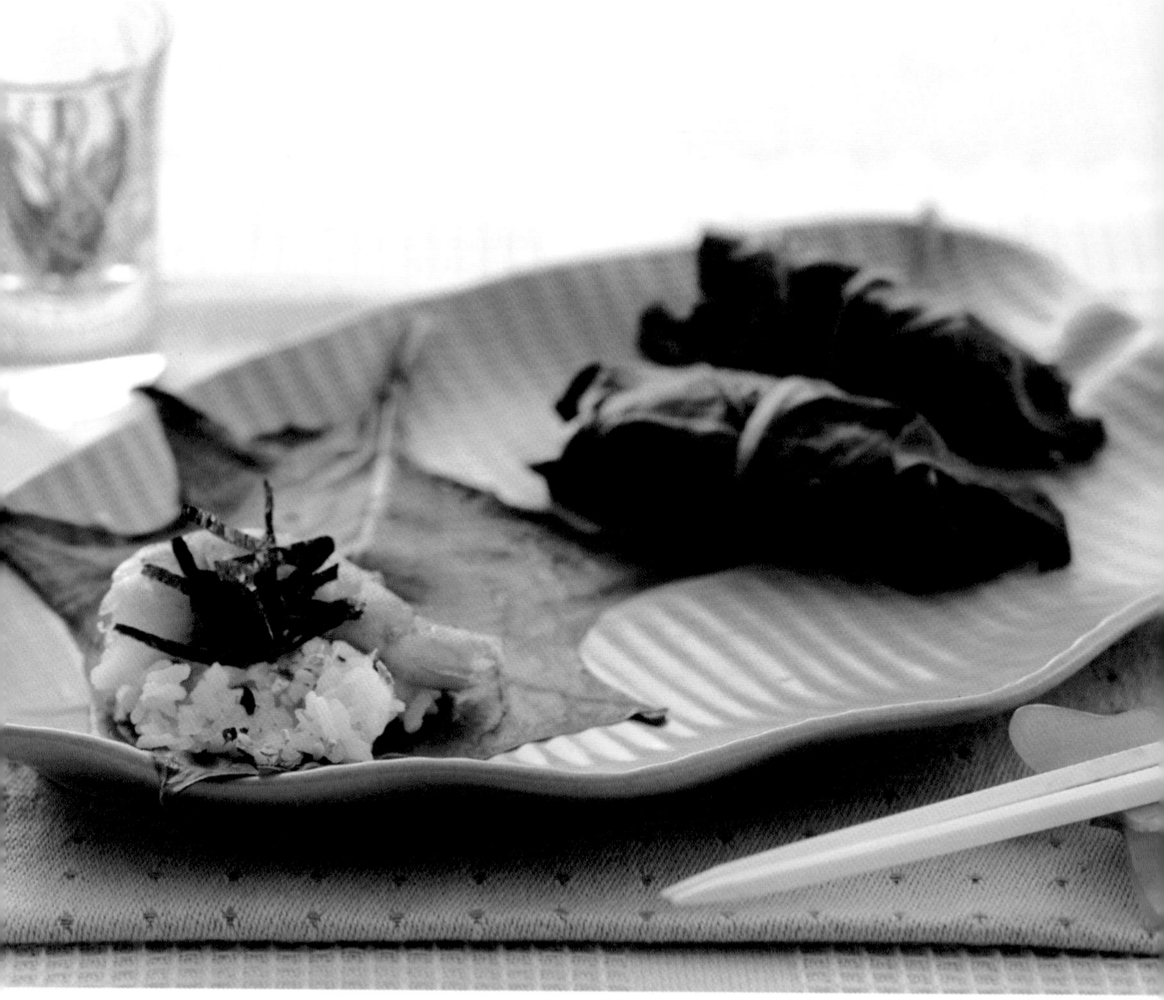

補血樂活菠菜飯捲

材料：
菠菜葉、鮮蝦、雜糧飯或白米飯

拌飯配料：
柚子皮、炒過的芝麻、梅子醋

作法：
1. 菠菜葉先以滾水燙過，鮮蝦燙熟去頭、尾、殼（勿丟）備用。
2. 拌飯（1 份）：白米飯或雜糧飯加入燙熟的蝦仁 1 尾（切丁），和少許切碎的柚子皮、芝麻，也可加入少許梅子醋一起拌勻備用。
3. 以菠菜葉包入適量的 2 料，隨個人喜愛捲成條狀即成。

Tips：
1. 雜糧飯可參考「美白瘦身活力飲」的材料及作法 1 和 2。
2. 留下的蝦頭、尾和殼可熬湯。
3. 曬乾的柚子皮可以泡茶、拌沙拉，或是做為烹飪時的香料。
4. 這一道菜很適合在家中與小孩一起動手作，增加親子樂趣。

功效：
1. 多樣的食材和動手作，不僅能引起小孩對食物的注意力，更可提高小孩食慾。
2. 柚子皮有化胃氣幫助消化的功效，對消除胃部脹氣很有幫助。梅子醋可淨化血液、消除疲勞、整腸固胃。

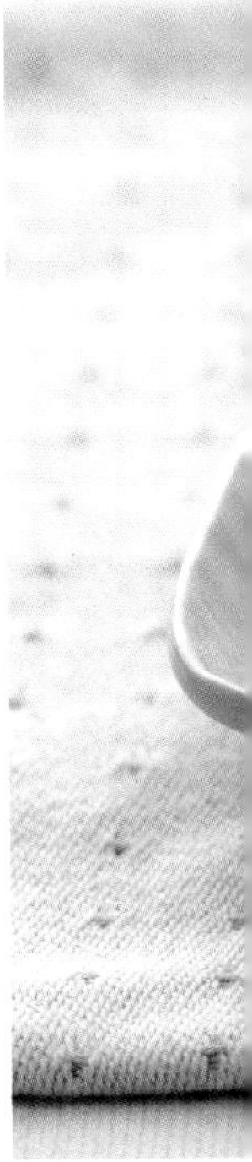

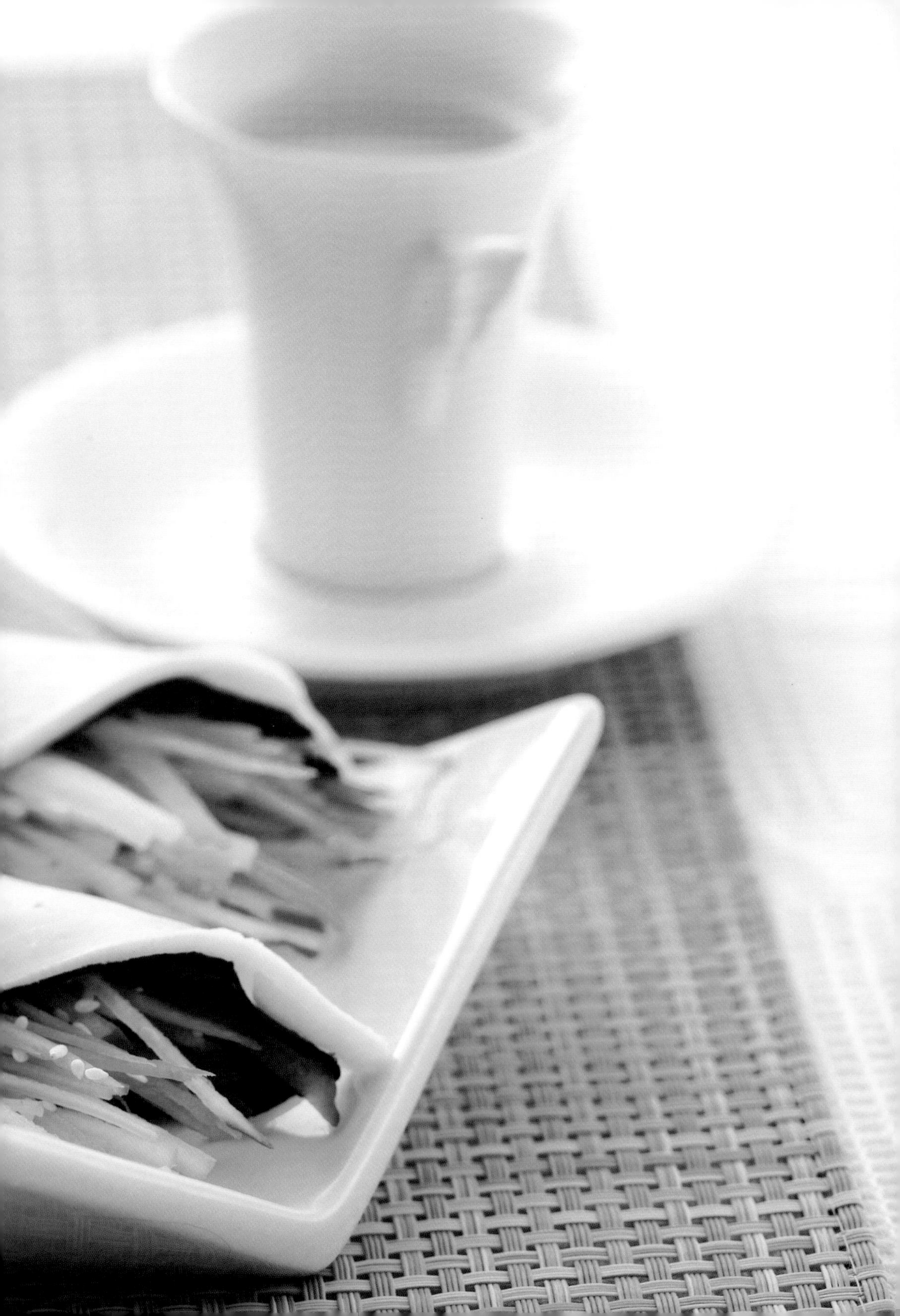

消脂黃金捲

材料：

起司片6片、海苔片6片、西洋芹1/4根、小黃瓜1/4根、紅蘿蔔少許

作法：

1. 起司片自冰箱取出後稍放軟備用。
2. 西洋芹、紅蘿蔔切長條，小黃瓜切細絲。
3. 以起司片上舖海苔片後包2料即可。

Tips：

1. 青菜用冰開水泡過會更爽口青脆。
2. 小黃瓜略去頭尾，並在切口抹少許鹽巴後搓揉至起泡，再以開水洗淨，可以刺激農藥排出。

功效：

1. 西洋芹含有豐富的維他命C、B1、B2及胡蘿蔔素，屬於高纖維低熱量蔬菜，能夠清血脂、降血壓、幫助消化，進而促進新陳代謝，預防肥胖。
2. 紅蘿蔔含有豐富的強效抗氧化劑紅蘿蔔素，不只可轉變成維他命A維護眼睛和皮膚健康，更能增強免疫力，防癌抗衰老，降低女性得卵巢癌的機會，對防止血管硬化、降低膽固醇和防治高血壓也有一定效果。

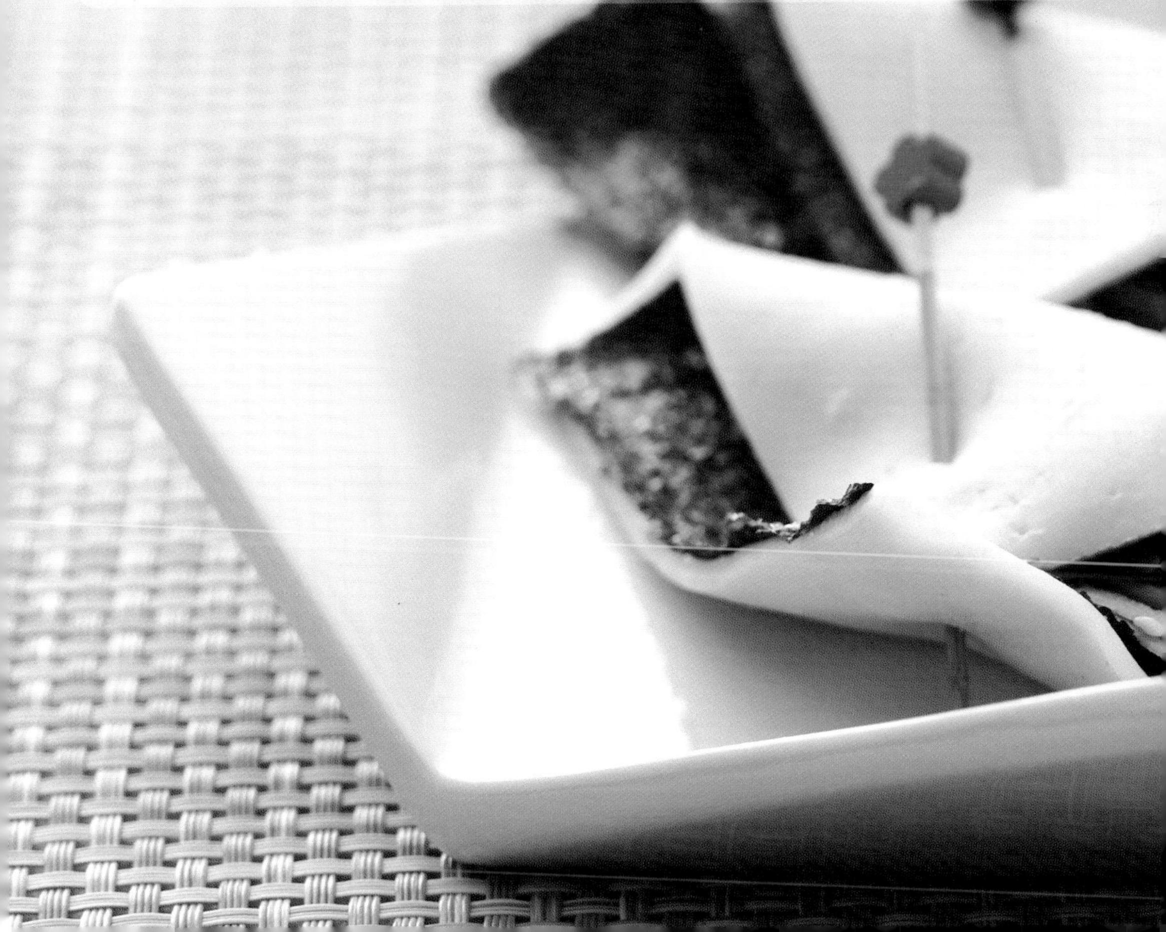

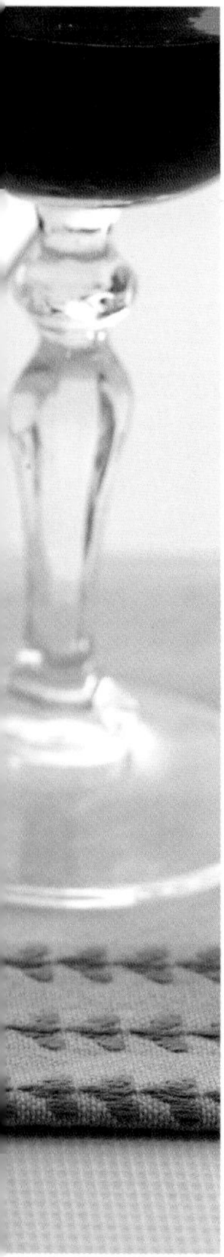

清爽潤膚酪梨沙拉

材料：

（依比例酌量）雞胸肉 1 碗、熟酪梨 1 碗、蘑菇 1 湯匙、罐頭綠橄欖 1 湯匙（約 6 粒）、沙拉醬 1 湯匙、優酪乳 1.5 湯匙、芥末 1/2 湯匙

作法：

1. 雞胸肉煮熟後切丁，熟酪梨切小塊。
2. 沙拉醬、優酪乳、芥末拌勻。
3. 蘑菇洗淨十字對切成 4 塊。
4. 將所有材料拌勻當作沙拉或以生菜包捲食用皆可。

功效：

1. 酪梨含有超過二十種營養素，豐富的單元不飽和脂肪酸，還能幫助降低膽固醇，促進脂溶性維生素吸收，以預防動脈硬化、心臟病、第二型糖尿病等慢性病。
2. 酪梨果皮上的油脂容易被皮膚吸收，削下的酪梨皮不要丟掉，可以用來按摩滋潤手腳等粗糙的部位。

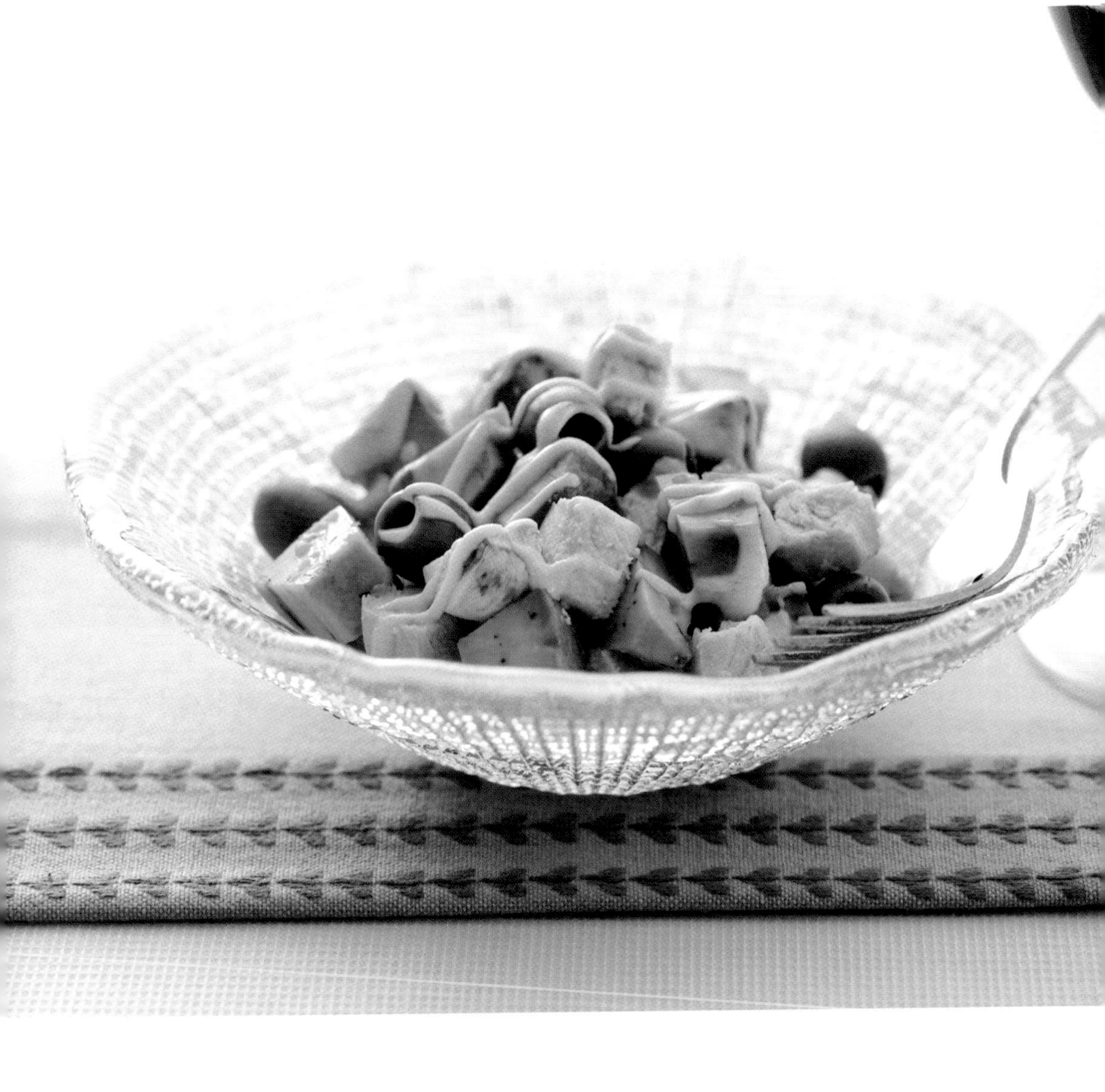

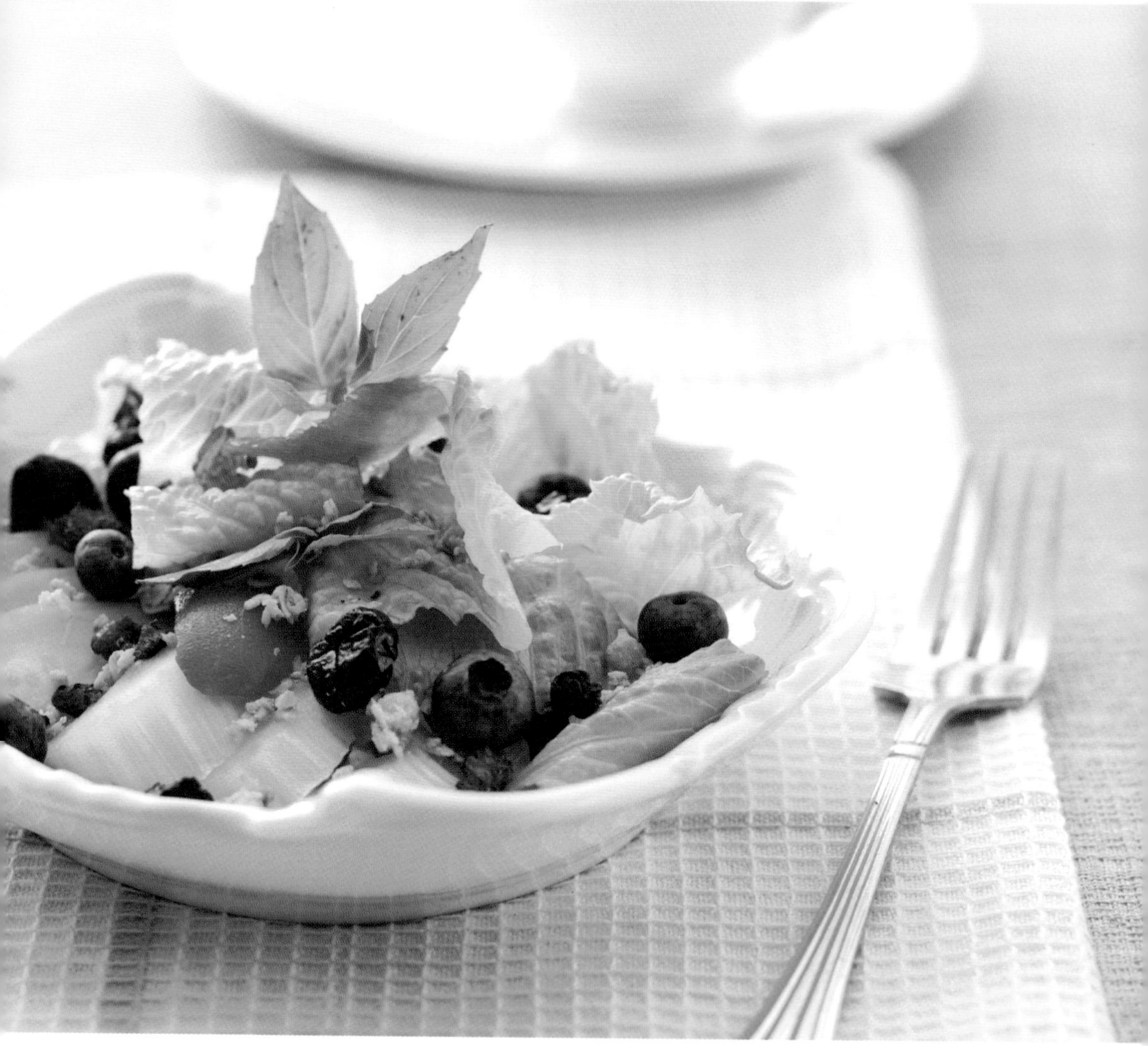

減壓減重堅果沙拉

材料：

核桃、杏仁、腰果、紅莓、藍莓5種果類各一湯匙，橄欖油、醋少許、當季的五種蔬菜適量、優酪乳2湯匙

作法：

1. 將核桃、杏仁、腰果、紅莓、藍莓剁碎備用。
2. 取當季的五種蔬菜，拌優酪乳製成生菜沙拉，再灑上剁碎的堅果，即成色香味具全的開胃沙拉。

功效：

1. 堅果類囊括了各類營養食物，蛋白質、澱粉、脂肪、維他命A、B1、B2、C、磷、鐵等礦物質，還有可以降低膽固醇、幫助排出致癌物的單寧酸，可說是小小的一顆，卻大大的營養。
2. 莓果類富含多酚，可抗氧化，能提升好的膽固醇，降低得心血管疾病的風險。

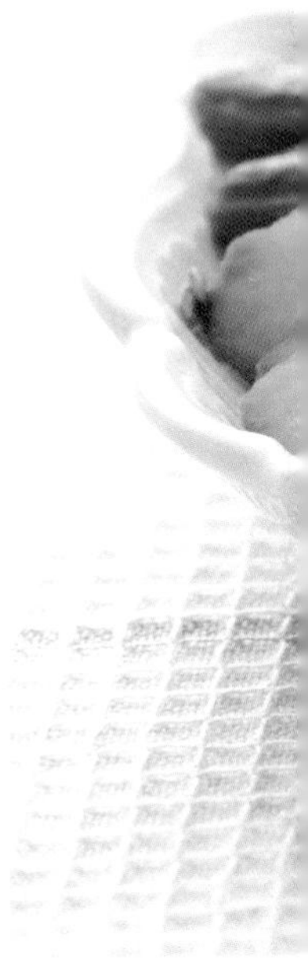

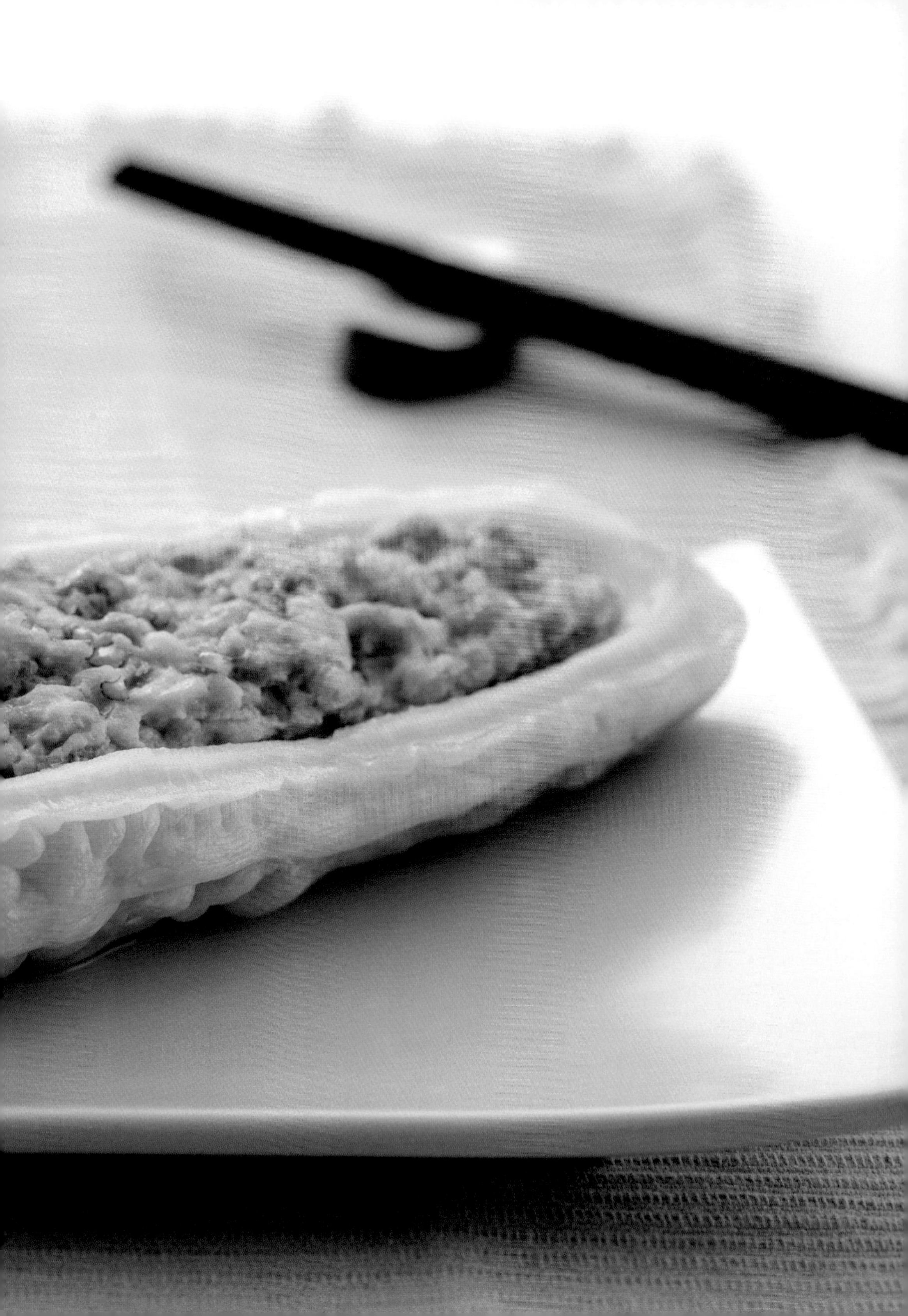

降低血糖鮭香苦瓜

鮭魚 1 片、苦瓜 1 條、山藥 1 小碗、絞肉 1 小碗、鹹橄欖 5 顆、麻油 1 茶匙、玉米粉 1 湯匙

作法

1. 鮭魚、山藥、鹹橄欖剁碎，加絞肉、麻油、玉米粉拌勻。
2. 苦瓜對切去籽，將 1 料釀入苦瓜裡，置於蒸盤中，水開後蒸約 30 分鐘。

Tips：

這道菜也適合晚餐及夏日食用，清爽無負擔。

功效：

苦瓜有豐富的果膠、維生素 C 和多種礦物質，比較特別的是，它有一種類似胰島素的物質，可以幫助降低血糖。

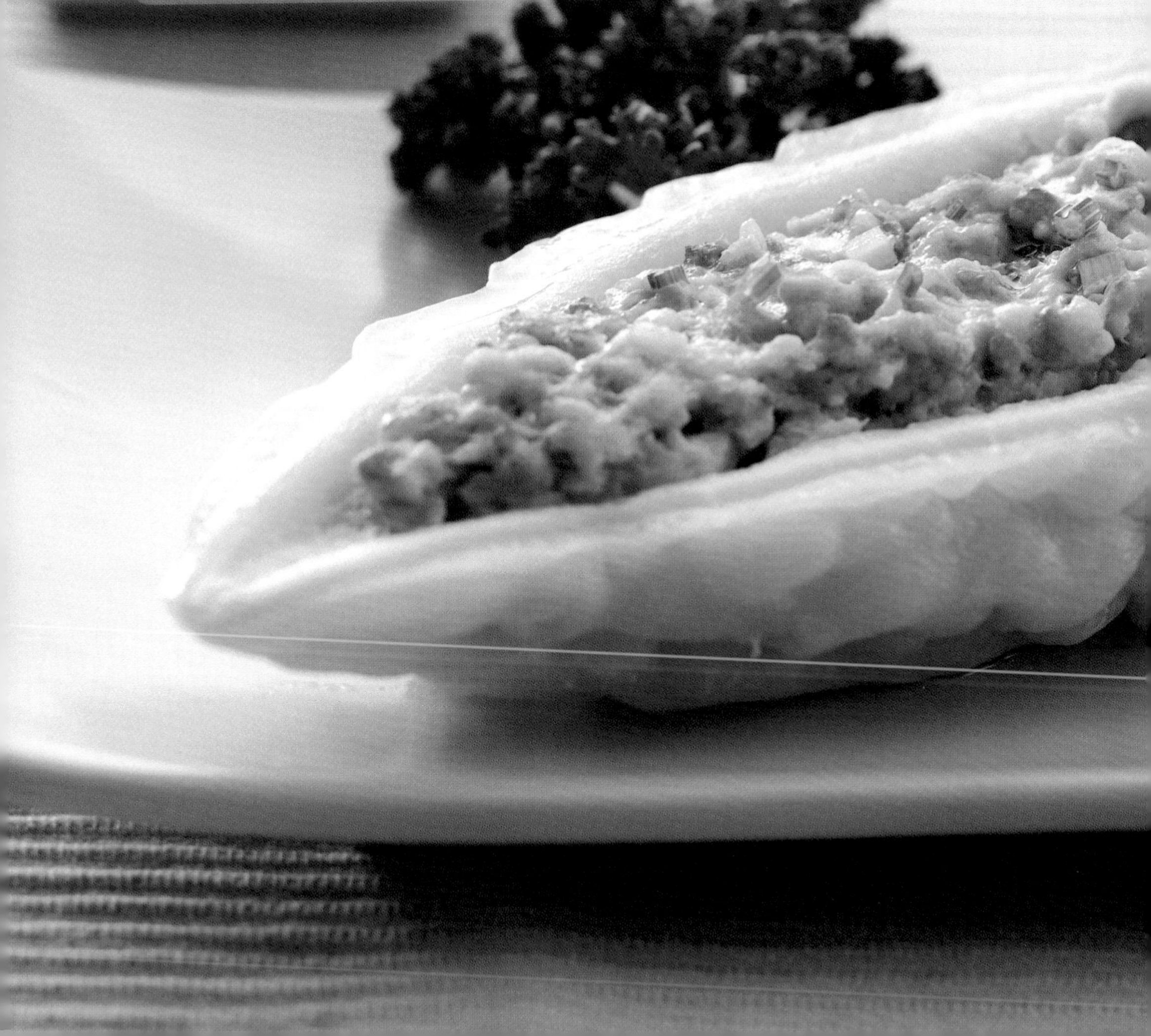

飲品、甜點等食譜

溫經解痛黑糖羹

材料：

黑糖1大杯、洋菜適量

作法：

1. 將洋菜洗淨，加水煮開。
2. 等洋菜完全溶化之後，加入黑糖攪勻，用紗布濾過。
3. 倒入模型內，涼了之後，凝固即可食用。

Tips：

黑糖不要放置過久，如果變質帶酸味就不宜再吃。

功效：

黑糖有經過高度精煉、脫色，但營養成分保留較好，含有豐富的鈣、鐵、維他命B1 、B2、微量元素鉻和其它礦物質等，可緩解經痛和頭痛，能預防骨質疏鬆。

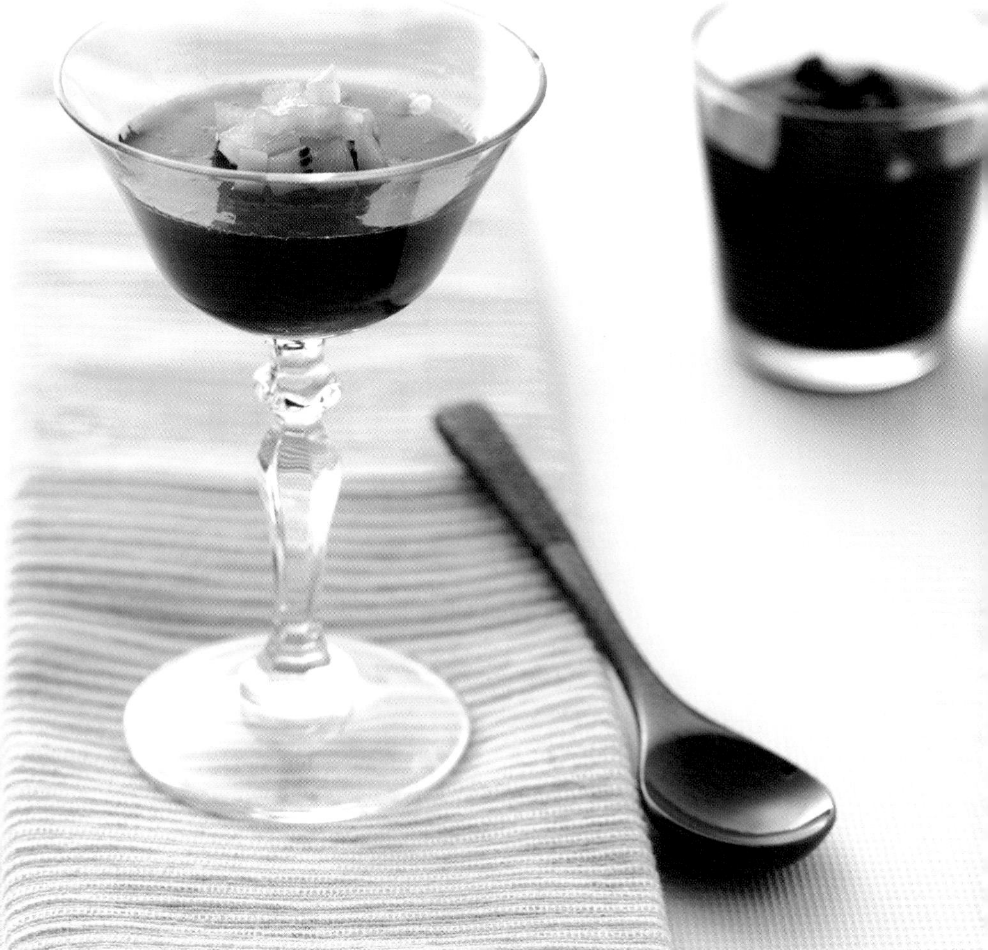

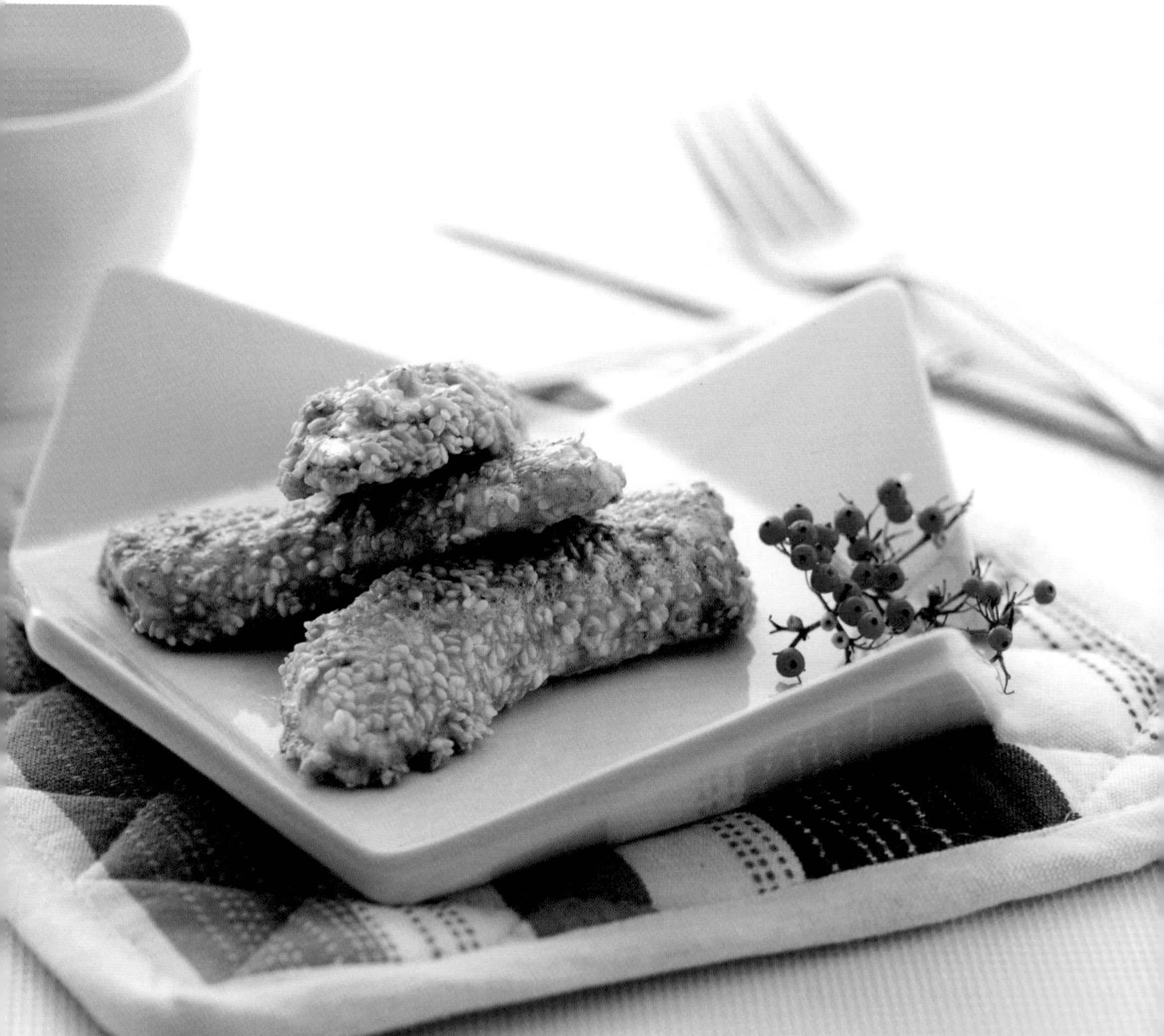

順便快樂糖麻香蕉

材料：

香蕉 2 根、白芝麻 2 湯匙、蛋白 1 個、麵粉 3 匙、太白粉 3 匙、奶油或橄欖油適量

作法：

1. 香蕉去皮切 4 公分長段。
2. 蛋白加太白粉、麵粉拌勻備用。
3. 香蕉先沾滿 2 料後，再沾滿白芝麻。
4. 煎鍋中放適量奶油或橄欖油，將 3 放入煎鍋中，以中火煎到呈金黃色即可。

功效：

1. 香蕉性寒能清腸熱，味甘，富含果膠，可促進腸蠕動，使排便順暢。也含有大量醣類物質及多種營養，可以補充疲勞時的營養及能量。
2. 香蕉中還含有血清素，能夠幫助人腦產生 6- 羥色胺，能使人心情變得愉快。

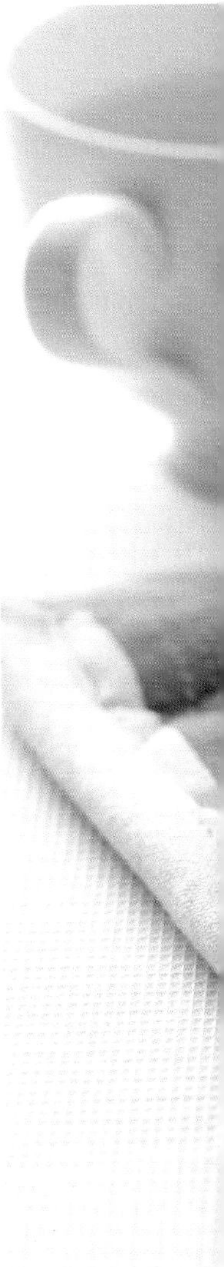

潤膚整腸夏日甜湯

材料：

白木耳 1/2 碗、芒果、木瓜、奇異果及西瓜等酌量、桂花 1/2 茶匙

作法：

1. 白木耳泡軟煮熟後待涼，水不要倒掉。
2. 加入芒果、木瓜、奇異果、西瓜及果糖即可。
3. 可先放入冰箱略冰一下，食用時取適量盛碗，再加少許桂花更清香。

Tips：

1. 乾燥的白木耳略帶黃色，泡水膨漲後，顏色會轉為白色，所以挑選時不要買純白的乾白木耳。
2. 夏天是芒果的季節，加上各種水果本身的甜度，只要全部混在一起就非常可口，不需要再添加糖等調味。

功效：

1. 白木耳富含植物性膠原蛋白，能使皮膚滋潤、增加保水度，預防皮膚過早出現斑點及老化。
2. 白木耳也富含多醣體，能增強巨噬細胞吞噬能力，促進抗體形成，提高免疫功能，同時也具有保健腸道的功能，有益於腸道內的好菌生長。

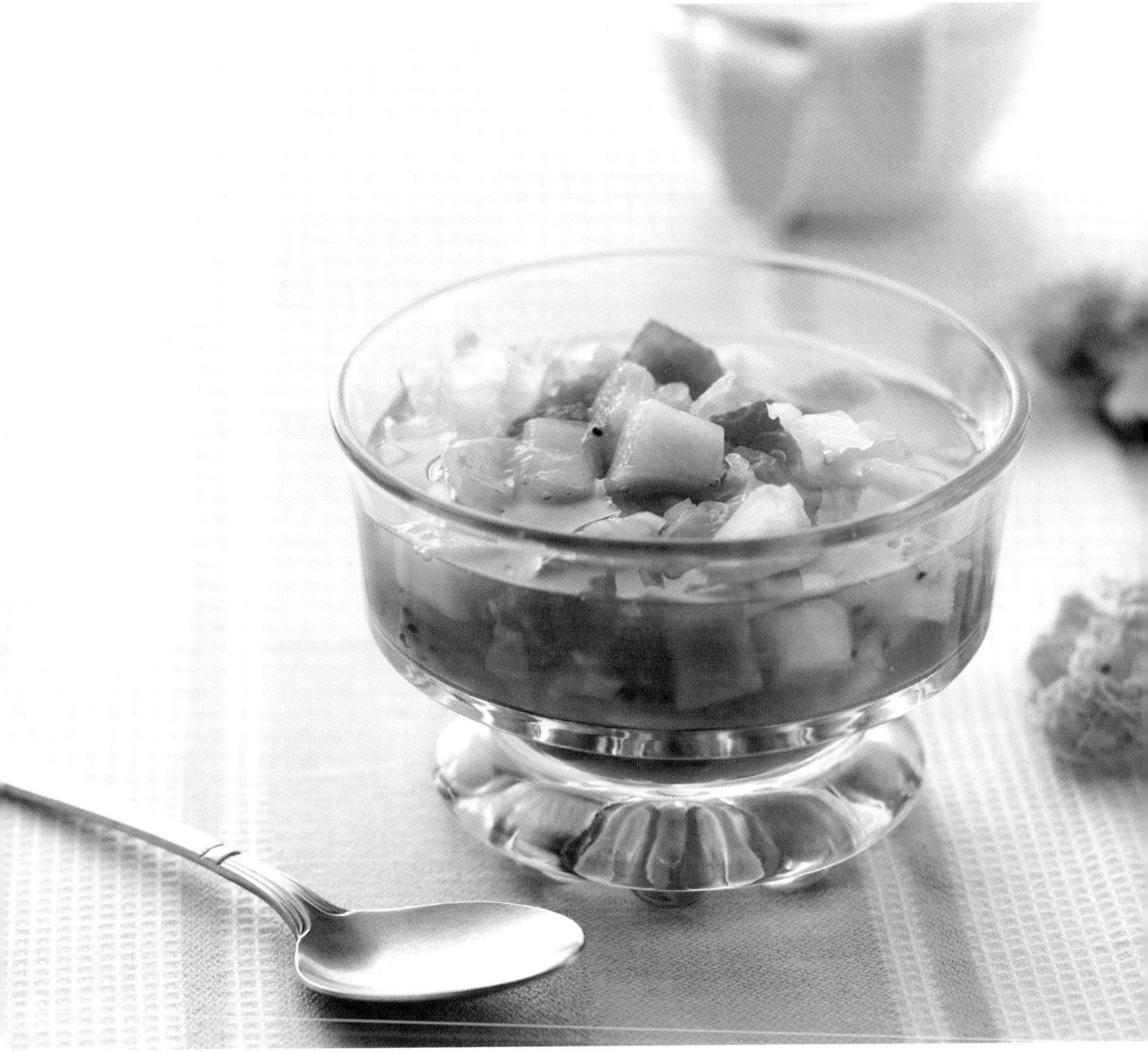

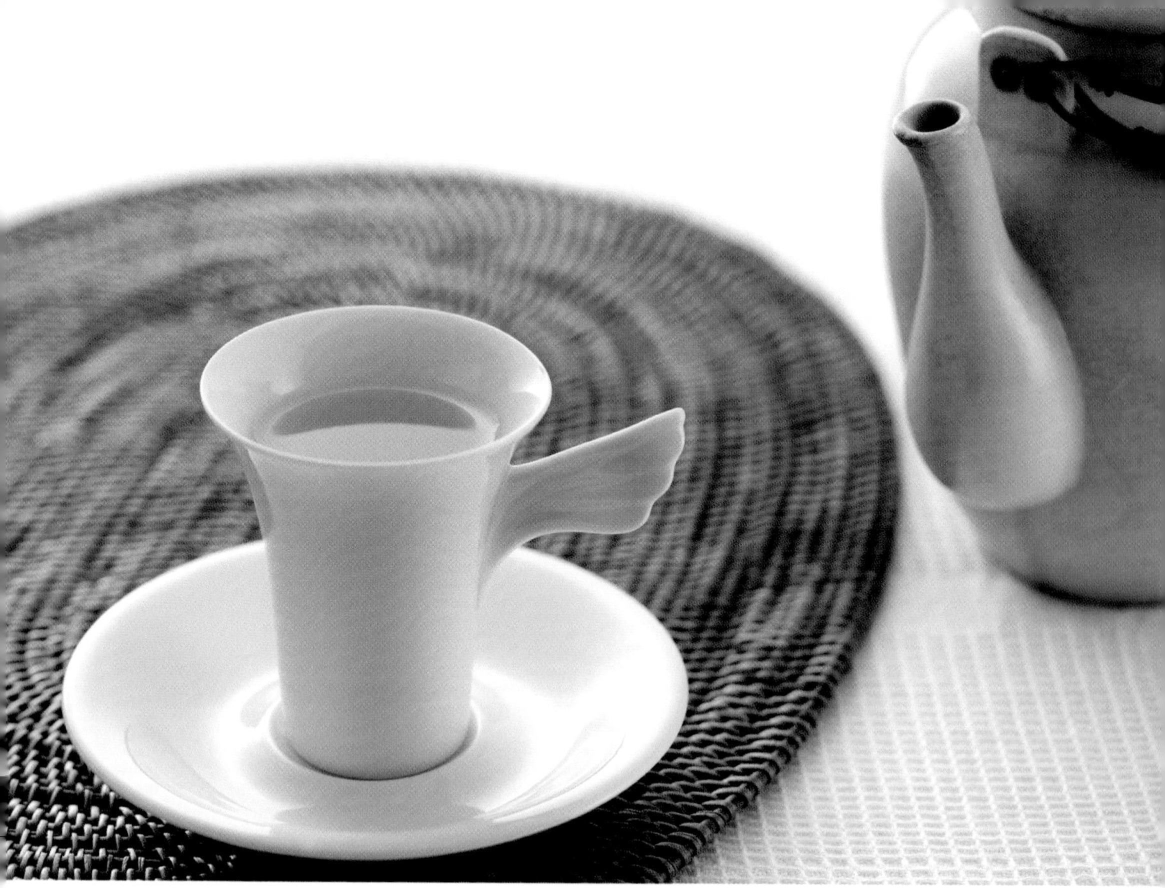

減脂抗老冷泡綠茶

材料：

綠茶 15g、水 1500cc

作法：

1. 用冷開水沖泡綠茶，置於冰箱 6 小時後即可飲用。
2. 每天飲用量約 1500 cc，切勿牛飲，分數次慢慢喝。
3. 泡過的綠茶葉可用來咀嚼，或涼拌成沙拉，也可以用來炒蛋，不要丟掉。

Tips：

1. 綠茶富含維他命 C，用熱水沖泡容易被破壞，好的綠茶含有豐富的胺基酸，適合以低溫或冷開水沖泡，有一股別緻的清香。
2. 夏天時可以同樣的方法泡綠豆茶，幫助消暑排毒。

功效：

1. 綠茶未經凋萎和發酵的過程，所以富含葉綠素、維他命 C 和 B 群。
2. 綠茶茶葉也含大量的食物纖維，不但能阻礙膽固醇及脂肪被人體吸收，也能避免血糖急速上升，防止肥胖。

解勞消腫紅豆泥

材料：
紅豆 200g、水 300cc、紅糖 250g

作法：
1. 將紅豆洗淨後泡水浸一整晚。
2. 將泡好的紅豆含水，外鍋加 3 碗水，隔水蒸 3 到 4 小時。
3. 趁熱加紅糖拌勻，即成一道好吃又營養的飯後甜點。

功效：
紅豆能促進心臟活化，有利尿和恢復疲勞的功效。怕冷、低血壓、容易疲倦、容易水腫的人可以常吃。

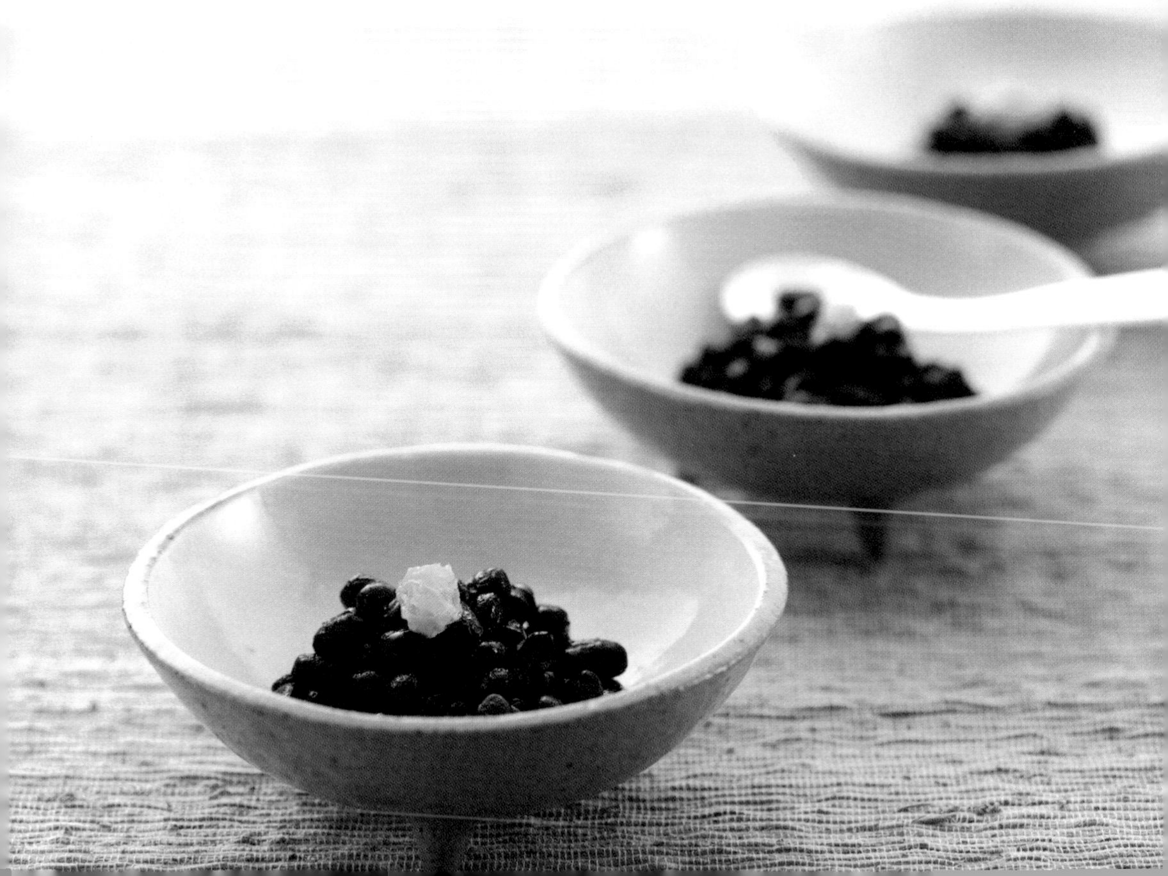

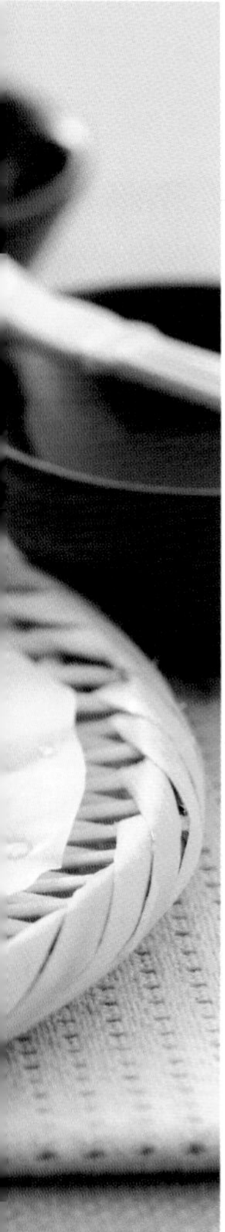

開胃提神綠意沾料

材料：

綠茶粉，也可自選綠茶葉以研磨機研磨成粉；海藻絲 1 茶匙、綠茶 1 茶匙、芝麻（黑白芝麻皆可）1 茶匙、鹹梅粉 1 茶匙、薑末 1/2 茶匙

作法：

1. 依個人口味取適量的綠茶粉，拌入芝麻、海藻絲、綠茶、鹹梅粉、薑末等。
2. 可用於青菜、白飯、水餃、沾醬（可加少許鹽調味）。

功效：

運用綠茶粉對身體零負擔的另類吃法，對於常會食欲不振，缺乏胃口的人而言，可以挑起嚐鮮食慾的新吃法。

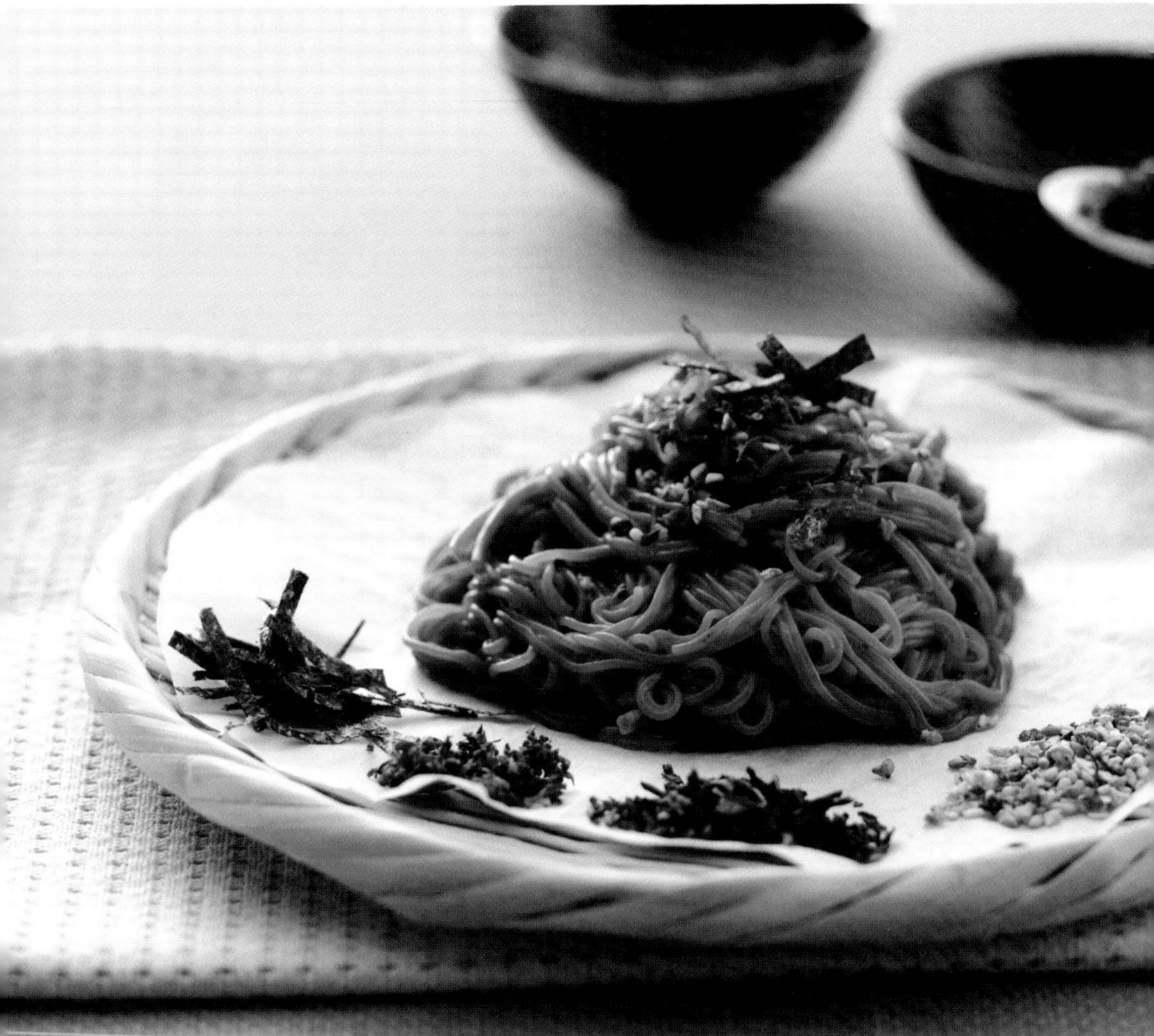

莊靜芬醫師的一日無毒菜單

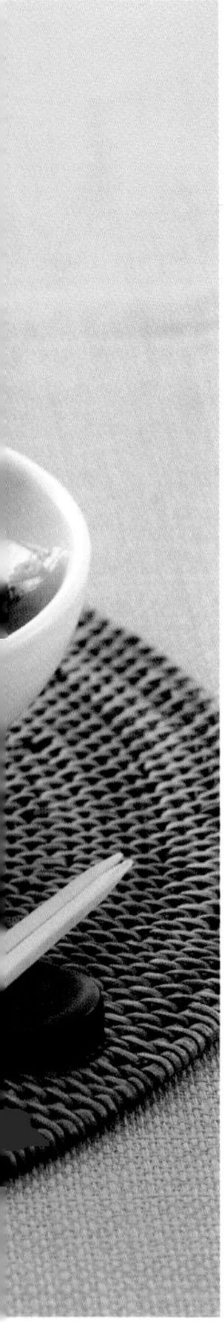

早餐

1. 喜悅全雞湯（牛或豬或羊）：加紅蘿蔔 1 條、高麗菜 1/4 個、黑木耳適量、馬鈴薯 1 個、豆腐 1/4 個燉煮。
2. 排毒雜糧飯：白米、薏仁、燕麥、糙米、黃豆，5 種材料等量（可參考「活力養生飲」作法 1 和 2）
3. 青菜 1 種（快火蒸）。
4. 九層塔煎蛋：九層塔 4 湯匙、蛋 4 個、蘿蔔乾 4 湯匙。
5. 美人美膚凍：請參閱第 110 頁材料和作法。
6. 水果：木瓜、蘋果、荔枝、西瓜、葡萄、梨子、香蕉等當季新鮮水果。

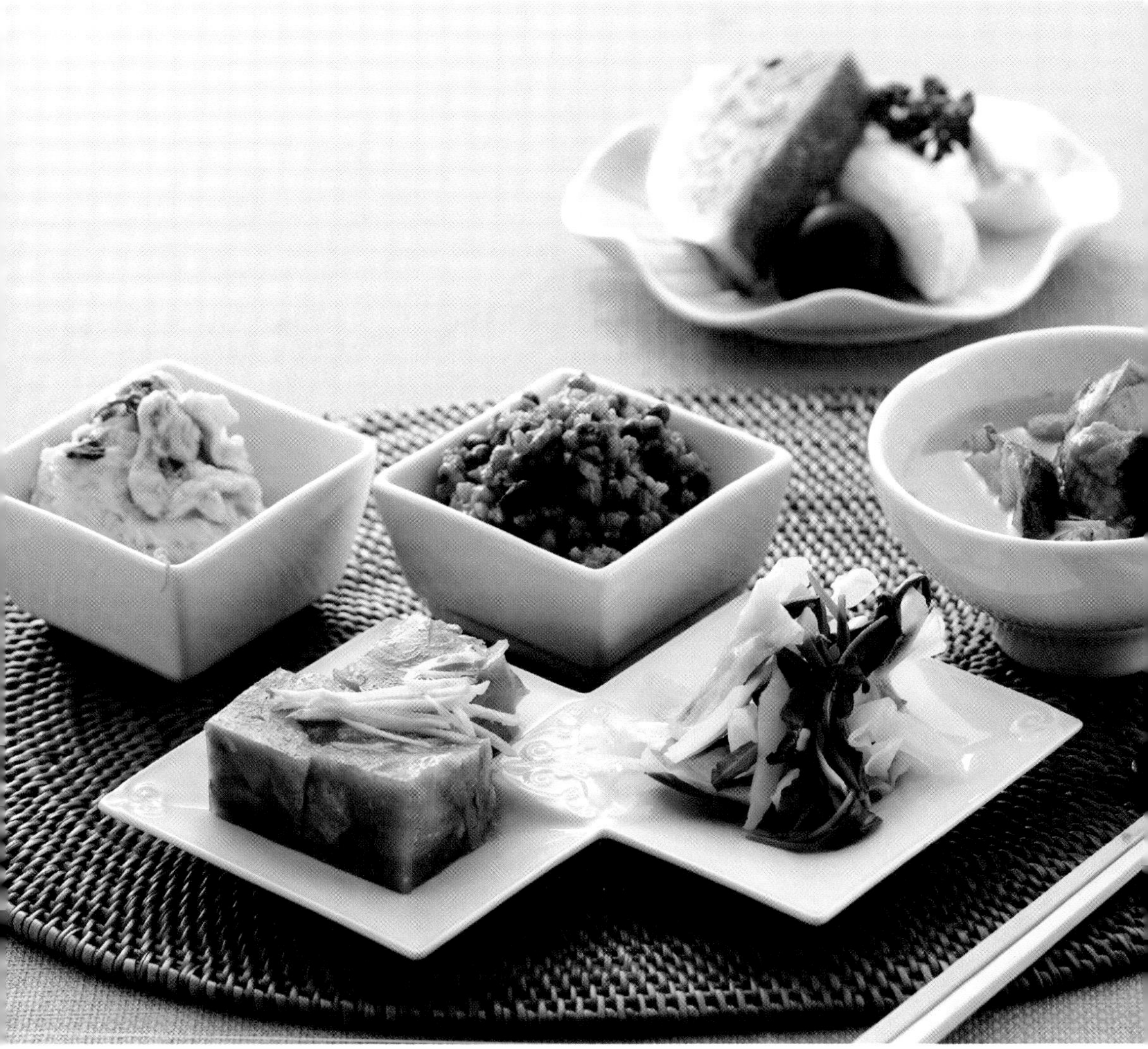

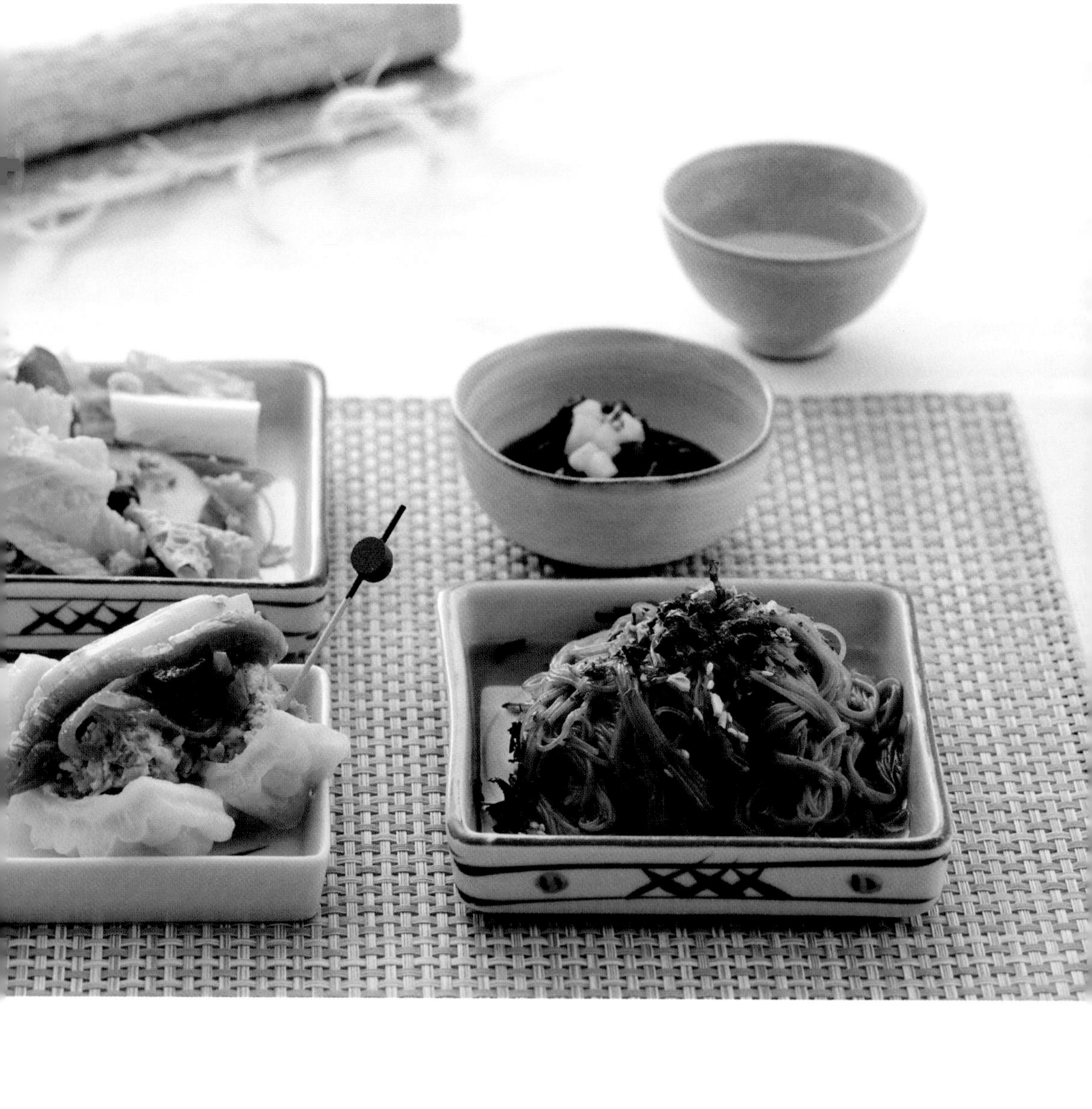

午餐

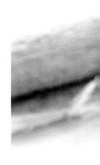

1. 雙寶丸子：鱈魚肉與雞絞肉等量，加酒、鹽、芝麻、山藥泥少許調勻，在熱鍋蒸熟。生菜切細置於碗內，上面再加上已蒸好的丸子即可。
2. 沙拉、麵線、紅豆泥。

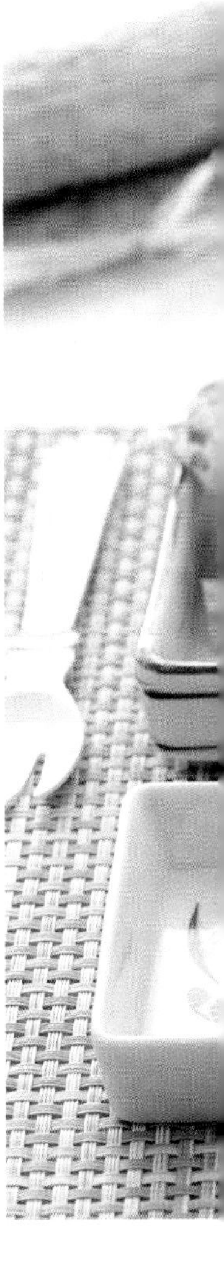

晚餐

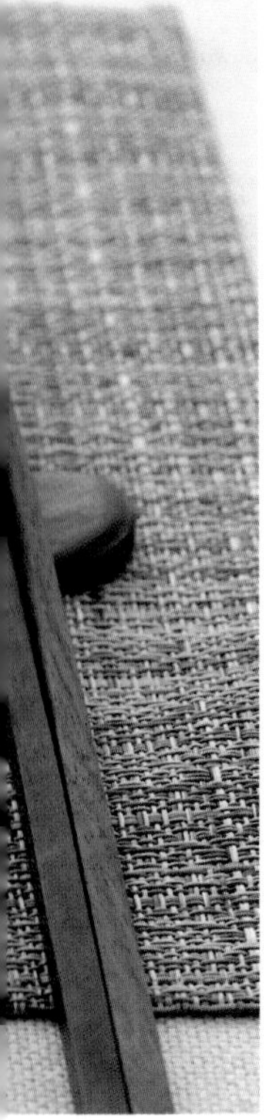

1. 蒸粥（白蘿蔔汁 8 杯、米 2/3 杯蒸 40 分鐘）或白米飯。
2. 蒸小魚：拌粗味噌，及少許薑絲。
3. 地瓜葉（快蒸）。

Tips：

1. 如果菜色不夠，可加沙拉、番茄、生菜（三種以上），再加黑橄欖。
2. 調味：以堅果為主、松子、杏仁、核桃、芝麻等等。

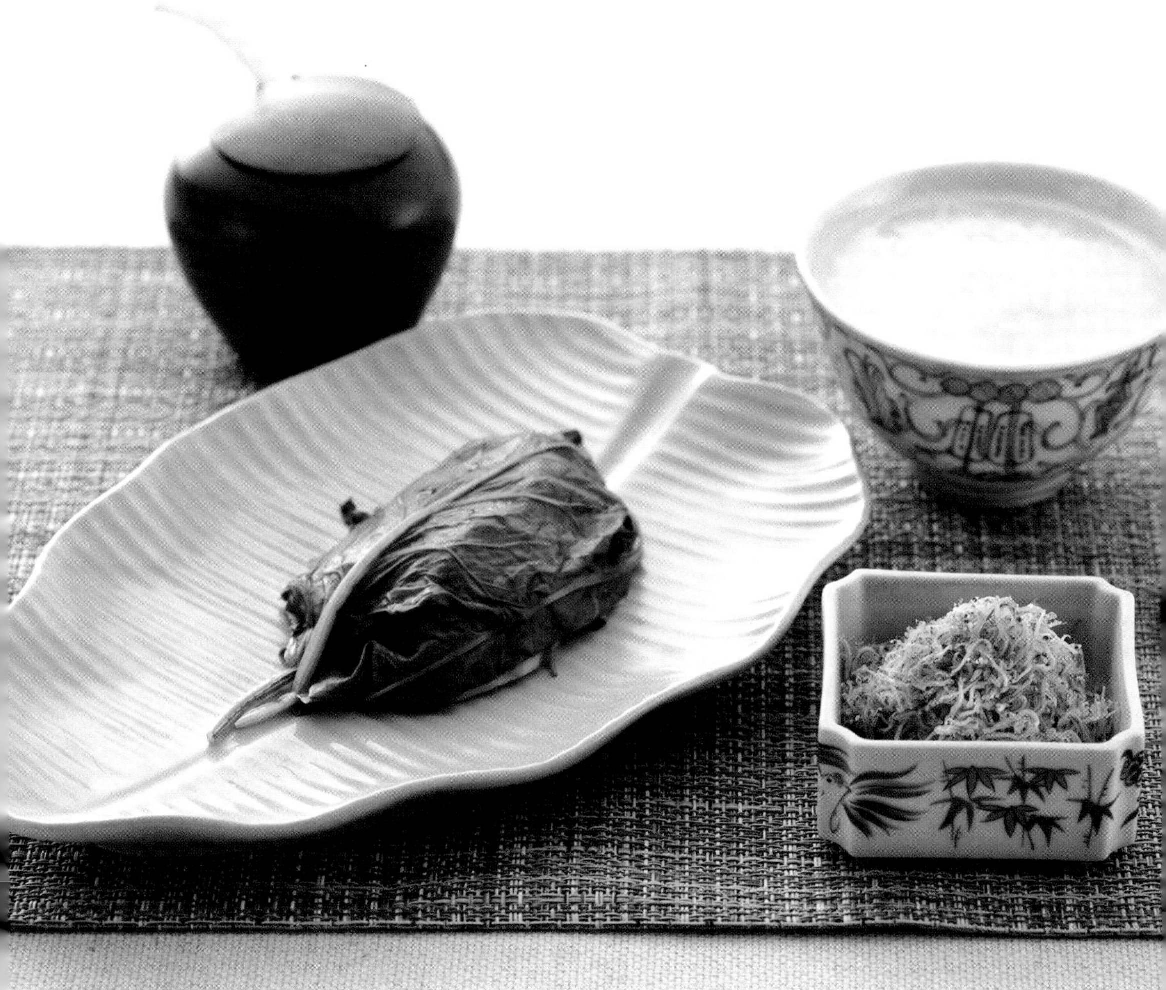

3.

莊靜芬醫師的無毒按摩操

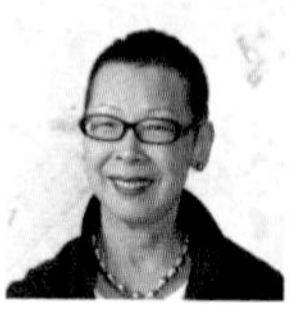

這個部分以按摩操為名，是因為其中包含了一些簡易的按摩和體操，這些按摩操都具有簡單以及容易執行的特色，通常在做過二、三次後就可以輕鬆上手，這是方便忙碌的現代人操作的按摩和體操。不過，雖然容易上手，還是有幾個觀念必須先建立。

放鬆

在按摩操的過程中，不只是身體肌肉需要放鬆，更重要的應該是排除心中的所有掛念，將思緒歸零，注意力集中在簡單、重複的動作上，讓身體完全放鬆地感受每個步驟。

如果在動作進行時心神不寧，想東想西，不但容易受傷，也會讓身體跟著緊繃，無法達到按摩的最佳效果，在這個時候，就必須要放慢動作速度，配合緩慢的呼吸，等注意集中在動作上，而且身體也適應進行中的動作後再加快。

傾聽

在做按摩操的過程中，仔細傾聽身體的訊息，才能根據當天身體的疲累狀況調整力道及頻率。例如哪個部位或哪個動作容易痠痛，就可以在該部位多重複幾次，直到舒服為止。

建議在整個按摩操做完後做個簡單的記錄，包括進行的次數、時間，還有哪個部位特別痠痛等等訊息，可以藉此了解自己身體哪個部位容易痠痛，檢查是否平時姿勢不正或使用過度所引起，並記得保存這些記錄方便日後做對照。

堅持

每一個按摩操都非神功，不是一、二次就可以達到效果，是需要長時間持續地進行，所以堅持且確實地執行是相當重要的，也是獲取最大功效的關鍵。

想要完成按摩操並持續進行，不妨從養成固定的作息開始，可以是每天固定時間，也可以是睡前或飯前的固定動作，讓這件事變成跟刷牙洗臉一樣，成為生活中的習慣，這樣自然能收到最佳的效果。

彈性

按摩操的參考時間僅供初執行者一個指標，熟練後可以隨個人身體狀況而彈性調整，例如眼睛疲勞時，隨時都可以進行眼部按摩，在次數方面亦然，前提是不要造成身體的負擔。

在剛開始進行時，傾聽並記錄身體的反應，也可以找出自己身體和精神都最能放鬆的時刻，等到動作都熟練，清楚自己身體最需要的是什麼，那就可以依自己的狀況，規劃出一份自己專屬的按摩計劃，那時就完全不須按書操課了。

無毒按摩操

頭部按摩1

參考時段：早、中、晚餐尚未洗手前。

方法：

1．雙手抱住頭，拇指放在耳後靠近耳垂的骨頭下。

2．用力按壓整個頭，前頂穴、後頂穴各100下。

3．食指、中指按壓百會穴，往二邊懸盧穴、曲鬢穴按摩。

4．較疼痛的部位，在原處多壓幾下，直到疼痛減輕。

功效：幫助思考、促進腦部清醒及血液循環。

頭部按摩2

參考時段：午後或睡前、用腦過度時。

方法：

1．用四指（拇指除外）指尖敲打頭部。

2．敲打力道依個人狀況控制（略有酸痛感即可），敲打至頭部感覺舒服為止。

功效：醒腦、疲勞恢復、促進思緒。

眼睛按摩

參考時段：長時間用眼後，眼睛疲勞時。

方法：

1．閉眼，單手進行，右手按壓右眼，左手按壓左眼。

2．中指放在鼻樑上方靠近髮際處固定。

3．大拇指按壓眼眉的凹處，從印堂穴、晴明穴，一直到瞳子髎穴。

4．按到痛點稍停輕揉，直到痠痛消失為止。

功效：舒緩眼部疲勞、減緩近視。

眼球運動

參考時段：剛起床、睡前或煩惱時。

方法：

1．眼球依序向右、左、上、下看。

2．眼球從下方開始往右繞一圈。

3．上述步驟重複約10次。

功效：減憂、眼睛靈活。

耳部按摩

參考時段：上午10點左右、睡前。

方法：

1．雙手手掌將耳廓往前用力緊壓。

2．慢慢轉動手掌向前及向後各6次。

3．接著深呼吸，並在吐氣的同時將雙手急速放開（鳴天鼓）。

功效：讓思路清晰，預防耳鳴及梅尼爾氏症候群。

鳴天鼓

古代名醫劉完素所寫的《河間六書》記載：「雙手閉耳如鼓音，是謂鳴天鼓也。是脈氣流行而閉之于耳，氣不得泄，衝鼓耳中。故聞之也。」

「鳴天鼓」是我國流傳已久的一種自我按摩保健方法，可以預防和治療眩暈、耳鳴、耳聾、內耳疾病等。睡前鳴天鼓還有助改善睡眠狀況。腎虛患者常表現為精神萎靡不振、睡眠不好，每天睡前鳴天鼓不僅能養神安神，還能促進睡眠，尤其對老年腎虛失眠更為有效。

梅尼爾氏症候群

西元一八六一年，由法國醫師梅尼爾研究證實，一種內耳膜迷路病變所致的疾病，故命名為梅尼爾氏病，大多是內耳不平衡所造成。發作時，患者會突然覺得天旋地轉、昏天暗地、無法站立而暈倒，但意識仍非常清楚。此症常在睡眠中發作，並出現耳鳴、噁心、嘔吐、面色蒼白、出冷汗等自律神經失調的症狀，並有自發性眼震的現象。

預防方法：深呼吸。

鼻部按摩

參考時段：早上仍躺在床上時。因為一但接觸外界，鼻黏膜、嗅覺細胞及分泌鼻涕的腺體，容易受不良的刺激。

方法：

1．雙手搓熱後摀住整個鼻子。

2．再以食指上下搓壓鼻樑兩側，至迎香穴，注意熱濕氣不要流失。

功效：改善鼻塞，打噴嚏、鼻子的保養

口腔按摩

參考時段：中午，或長期藥物治療後，口腔唾液不易分泌，易引起口腔乾燥，口水稀少。

方法：

1．雙唇緊閉。

2．舌尖沿著牙床左、右、上、下繞約10圈，直到唾液分泌出來，整個口腔濕潤。

功效：預防口乾舌燥、蛀牙、口臭。

臉部按摩1

參考時段：洗澡前或睡前。

方法：

1．頭抬高約45度。

2．右手手指併攏，用手背讓指尖從左耳下方，沿著下巴到右耳下。

3．接著用左手手背同2動作，從右耳下按摩到左耳下。

4．兩手交錯進行約10次。

功效：預防雙下巴、臉部下垂。

臉部按摩2

參考時段：睡前，或有聚會前。

方法：

1．頭抬高約45度。

2．用雙手手指背由下往上輕拍臉頰。

3．左手背敲打左臉頰，右手背敲打右臉頰。

4．兩手交錯進行約20次至50次。

功效：讓臉部皮膚緊實，預防臉夾下垂，促進好臉色。

肩部運動

參考時段：上班族、電腦族等長期固定姿勢後。

方法：

1．雙腳打開約與肩同寬站立，雙手自然下垂。

2．閉上眼睛，肩膀左右交替旋轉約20次。

功效：預防五十肩，讓胸肌發達。

胸部按摩

參考時段：洗澡前。

方法：

1．右手手心向後高舉約45度。

2．左手掌自腋下淋巴，往下沿著右乳房周圍繞圈按摩約20次。

3．左右交換重複前述動作。

功效：提胸、刺激淋巴、排毒、消除胸悶、胸部檢查。

腰部運動1

參考時段：早上、上班前。

方法：

1．雙手虎口置於腰側，拇指在後，四指在前。

2．兩手交替上下於身側滑動，從腰部到腋下淋巴約12次。

3．身體順著手部動作左右自然擺動即可。

功效：活絡筋骨，舒暢淋巴。

腰部運動2

參考時段：午後、洗澡時。

方法：

1．深深的把氣停留在下腹部。

2．雙手虎口置於腰側，拇指在後，四指在前。

3．腳打開略大於肩，頭略抬高向上看。

4．身體儘量向右或向左後旋轉，停約3秒鐘。

5．速度儘量放慢不可急躁，左右旋轉各10下。

功效：塑腰、活絡腰部肌肉，比較不易閃腰，減少脹氣。

手指運動

參考時段：午後或長期使用手指操作後，如長時間打電腦後。

方法：

1．先用熱水把手泡熱，擦乾水後抹油。

2．雙手先緊握。

3．手指用力撐開，或五指依序慢慢用力打開。

功效：避免手指僵化。

手部按摩

參考時段：看電視、上班等空檔時間。

方法：按壓拇指與食指間的虎口處。

功效：有助於預防或紓緩胃脹、胃潰瘍症狀。

手部運動

參考時段：長期坐辦公桌或打電腦。

方法：

1．五指輕輕併攏。

2．雙手上舉，手臂距離約與肩同寬，用力伸直，仰頭約45度。

3．雙手手掌同時向外、向內轉動，帶動整隻手臂肌肉運動。

4．雙手平行，互相敲打10下，再把手掌心向上，互相敲碰10下。

功效：消除疲勞，預防五十肩、蝴蝶袖。

伸展運動

參考時段：睡前、起床後。

方法：

1．在硬舖上平躺，雙手手指交錯，手心向上，往頭的方向用力伸展，感覺腋下肌肉的拉扯。

2．在做1的同時，雙腳併攏，用力伸直，以活動腿背的筋肉，足部也要跟著上、下、左、右活動，讓腳後筋得到伸展。

3．腳尖部分用力向後翹，或腳掌儘量合十，或左右腳伸直交錯上舉，讓腳筋得以充分伸展。

功效：拉開橫隔膜，讓體內的氣脹暢通，活絡全身末稍神經和關節、蝴蝶袖。

腹部按摩1

參考時段：睡前。

方法：

1．兩手交疊，提肛，站、坐、臥姿皆可。

2．由下往上按摩，從下腹開始，沿著小腹按壓。

3．手心以順時針方向按摩20次。

4．再逆時針方向按摩20次。

功效：預防便祕、促進腸子蠕動，去除腹部脂肪、子宮收縮。

腹部按摩2

參考時段：走路或散步時。

方法：

1．用食指、中指、無名指三指用力敲打肚臍下腹部。

2．敲打至舒服為止（約50下）。

功效：訓練腹肌，讓腹部保暖不易有脹氣及腹痛，脂肪不易堆積。

臀部運動

參考時段：上班精神不濟時，或是久坐看電視、看書時。

方法：

1．雙手撐住桌子。

2．腹部往前，提肛，脊椎向上伸展。

3．數到10後放鬆，重複10次。

功效：消除腰痠背痛，預防臀部下垂。

腿部運動

參考時段：上班或看電視等空檔的時間。

方法：

1．坐著，脫鞋。

2．雙手抱住一邊大腿提高儘量靠近胸部，數到20後換邊。

3．重覆2的動作10次。

4．切記上半身不能彎曲，初學者要注意身體的柔軟度。

功效：可以縮小腹，不易腳痠腿麻。

腳部運動

參考時段：下班後回家、睡前。

方法：

1．脫鞋，站立。

2．以左腳腳跟按壓右腳腳指間的凹陷處。

3．從拇指開始慢慢往小指方向輕壓。

4．左腳腳趾要著地。

5．左右交換重複上述步驟10次。

6．最後再輕揉每隻腳趾直到痠痛消失。

功效：減少足部痠痛、暢通思緒、減緩老化、快樂工作。

你累了嗎？消除疲勞又助眠的足部 SPA 自己來

常有人說「太累了睡不著」，這並不是空穴來風，精神上的過度勞累，容易讓人神經緊繃，常是輾轉難眠的元凶之一，而長期處於疲勞、睡不好的狀態下，不知道何時會讓身體負荷過載而致病，無異是為健康埋下不定期炸彈。

消除疲勞助眠的方法眾多，可從飲食、運動、生活等各方面著手，也可以自己在家做足部 SPA，經由足部來刺激血液循環，以達到放鬆全身、解除神經緊張的助眠效果。

DIY 足部 SPA

準備：

水1000cc、稻香米酒100cc、薑汁約50cc、檸檬草等香草類或精油少許。

作法：

先將水和薑汁一起加熱到約50℃~60℃左右，倒入方便泡腳的水盆中，再放入酒及香草或精油即可。

泡法：

將腳放入準備好的水中浸泡，泡至感覺身體漸熱即可。

TIPS：

1．孩童浸泡時薑和酒的量各一半。

2．香料的種類及用量可依個人喜好選擇及調整（可於中藥材店選購），有助於身體放鬆。

3．浸泡後記得把腳擦乾，皮膚比較乾燥者可以擦些乳液。

4.

莊靜芬醫師的無毒美容

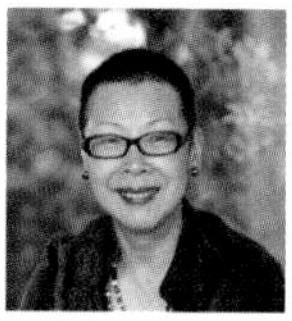

我一向相信，只要在飲食、生活各方面能正常且正確，美容就不會是問題，因為人體的肌膚總是很誠實地反應出體內的狀態，不論是生理或是心理，所以，如果皮膚常出狀況，滿面通紅，不易排汗，或是黑斑漸多，請先檢視自己的健康狀況，還有看看自己的飲食習慣、睡眠狀態等是否正常，否則，即使再好的保養品也只是在表面大做文章，並無法真正的根除內部的問題。

由裡而外雙管齊下

皮膚是人體內部的一面鏡子，比如肝、腎的功能若是不好，體內的毒素就排不出去，身體成了積毒之家，最後表現在皮膚上的就是黑斑點點、皺紋累累、皮膚粗糙、四肢水腫。所以如果要談美容，外在的清潔與保養只是其中的一種管道，最重要的還是要從規律的飲食和生活的調整下手，例如常熬夜的人必然是離不開黑眼圈，熱敷或冷敷只是暫時減輕症狀，並無法治本，除非你先天就是黑眼圈，否則擁有正常的睡眠才是根治黑眼圈的方法。

當然，皮膚隔絕了人體與外界空氣的接觸，是最大面積的防毒器官，也是需要好好保養的，因此，我心目中最佳的美容方法就是由內而外，裡應外合，才能真正擁有亮麗的膚質。就像是美容化粧品業者總會告訴你皮膚的保養步驟一樣，從清潔洗淨、去角質到保濕滋潤等一步一步來才能達到最好效果，我也同意保養皮膚有一定的方法和程序，不過，我認為外在的保養之前，更重要的步驟，是將身體注意調整到良好狀態，對保養皮膚來說才是最持久有效的基石。就拿皮膚的保濕滋潤來說，保持皮膚的濕潤度當然很重要，但是外在的保濕產品不如注意體內水分的補充，只有人體吸收足夠的水分，才能讓外在的皮膚常常保持水亮飽滿，也就能減少皺紋產生。這也是為什麼我會先談飲食、按摩操後，才來談女性朋友最關心的美容，因為唯有每一步驟能確實地執行，最能達到持久的美容效果。

天然 是最佳保養品

我個人並不使用一般坊間的保養品，夏天因為需要清爽，我通常使用絲瓜水拍臉，偶爾加些薏仁粉或冬瓜搗碎加點油就成了美白面膜，既方便又不怕化學成分殘留。秋冬氣候較乾冷時，我會使用冷壓的橄欖油或杏仁油輕拍臉部及容易摩擦的皮膚，當然麻油也可以，不過有人不喜歡麻油的味道。要注意的是，要用冷壓油才不燥熱，而油質的好壞以吸收度而定，好的油可以完全被皮膚吸收，而且不會感到油膩膩的，純度不夠的油，則較不易被吸收，容易長痘痘。

坊間各式各樣的保養品、化妝品常會利用化學成分來達到效果，例如美白、增色、香味等，過多的化學成分只會讓膚質更糟，還可能透過皮膚進入人體。必須要化妝的人，應盡可能選購天然成分的產品，比如使用天然色素的彩妝產品等，而平常的保養也要儘量使用天然的材料，避免皮膚的二度傷害。

不論外在的護膚美粧等商品如何強調天然，我認為，只有自己從生活、飲食調理，善用手邊大自然中的素材，從內而外，才是最天然有效的保養方。

過猶不及

常有孕婦至診所來問診或檢查孕期的健康變化，關於皮膚的問題，不是黑斑出現，就是皮膚突然變得很乾燥，或長疹子等，通常在細問之下，都是因為這些媽媽們太過愛護自己的皮膚了，懷孕時應該讓皮膚好好休息，卻還是洗臉、敷臉樣樣來，導致皮膚出現症狀，像這種情況我都會建議她們用蒸餾水或蛋白洗臉就好，洗完臉如果覺得太乾燥，可以塗抹冷壓椰子油，有天然的椰香又可保濕，幾天後果然膚質比先前好多了。同樣的，產後的肌膚也正是代謝旺盛的時期，所有一切都在復原之中，太多的清潔與保養也會增加皮膚的負擔，反而讓皮膚無法好好休息，也無法保護皮膚原有的潤澤光采。

其實，不只是懷孕、坐月子會如此，一般人若過度的使用保養品，像去斑膏、美白霜等，只是徒增負荷而已，如果從早到晚都一直認為需要在臉上下些什麼工夫才會漂亮，即使皮膚已經不黑且白，還是覺得不夠白，還要不斷美白，明明沒什麼斑點，也總覺得需要再塗些去斑膏才安心，總之，只是不停的想補充皮膚的營養，想讓皮膚更好看，卻不曾思考自己真正要的是什麼，這就是所謂「過猶不及」。

耐心等待

而有些人在剛開始停用人工產品，改用天然無毒的保養品後，會經歷一段適應期，因為人的皮膚可以自行分泌一層油脂，主要功能是保護防菌，去除了人工的防護後，在皮脂正常分泌前請耐心等待，若是出現不舒服症狀，那就可能是不適用，否則若只是比較乾燥等輕微的變化，在使用幾天後應該就會恢復正常。

請記住，在這段時間務必平心靜氣，耐心的觀察自己的皮膚，好好用心看看自己的皮膚變化，不用擔心他人的眼光，只要在乎自己的皮膚什麼時候會變好。

無毒美容配方

膚磨砂膏

材料：蓮子5粒、白木耳1/2杯、伏苓粉1湯匙用法：

1．將蓮子、白木耳洗淨後，用電鍋蒸至白木耳完全融化，蓮子軟化（內鍋不加水）。
2．洗臉前再加些許伏苓粉拌勻即可。
3．將臉洗淨後，取適當量在臉上輕輕按摩以去角質。
4．平常可以多準備一些冷凍備用，使用前先行解凍即可。
5．一週使用1～3次。

Tips：

可依膚質的狀況調整使用頻率，一週2至3次，或1個月1次。

美白面膜

材料：乾白木耳1/2杯、蜂蜜1茶匙、檸檬汁1/4茶匙

用法：

1．將白木耳泡軟，去硬塊後蒸爛，再攪拌成泥狀。
2．使用前加少許蜂蜜和一、二滴檸檬汁，若太乾可加少許橄欖油。
3．取適量均勻塗於洗淨的臉上（不需特別避開眼睛四周）。

4．待乾膜形成後以清水洗淨即可。

Tips：

白木耳亦可用薏仁粉代替，作法相同。

除皺面膜

材料：杏仁6g、白朮3g、蛋白1/2個

用法：

1．白朮磨成粉狀備用，杏仁用電鍋先蒸熟後壓碎成泥。

2．將白朮、杏仁、蛋白拌勻，待臉洗淨後敷在臉上。

3．約30分鐘後就可以用清水將臉洗淨。

Tips：

塗完面膜後，可以再用面紙覆蓋在臉上，防止面膜掉落。

除痘潔膚面膜

材料：蛋白

用法：

1．先從下巴往上塗抹蛋白，等全乾後再以清水沖洗乾淨，可預防青春痘。

2．睡前再將剩餘的蛋白輕輕點在青春痘上，隔天早上起床再將臉洗乾淨。

3．連續一週，可有效消除青春痘。

Tips：

1．注意沖洗的水不可過熱，有傷口時暫停使用生蛋敷臉。

2．也可預防男士們被刮鬍刀刮傷，男女皆宜。

潤膚液

材料：絲瓜水

用法：

1．先將臉仔細洗淨，手也要保持清潔。

2．再以絲瓜水倒在手上輕拍臉頰，同樣的動作反覆做3次。

3．感覺清潔、清爽，可保濕，改善皮膚乾燥及過敏紅腫。

Tips：

用絲瓜水沾濕棉花，放在鼻頭或眉間，多滋潤一下，可以改善鼻頭容易紅腫，及眉間易有皺紋的現象。

防粉刺美妝水

材料：菊花20朵、冷開水100cc、密封罐

用法：

1. 將菊花加冷開水，放入密封罐中浸泡。
2. 存放冰箱1天後就可使用。
3. 將臉洗乾淨後，再用棉花沾濕輕拍在臉上。

Tips：

1. 菊花成分可抑制皮膚黑色素產生，菊花香也可以醒腦。
2. 有黑眼圈時可以多拍一些，或是用棉花沾濕蓋在眼睛上。

天然美白方

材料：新鮮蘆薈1片

作法：

1．取1片新鮮蘆薈，去掉外皮，只留透明內肉。
2．將其切成小塊（手方便拿大小即可）。
3．手拿蘆薈，先從下往上輕拍臉部。
4．再將蘆薈貼滿臉部，等乾後取下。
5．最後再將臉洗淨即可。

Tips：

此法也適用於身體其它部分。

掃除黑眼圈小撇步

材料：毛巾、水（微熱60℃及略常溫冷二種）

作法：

1．先以微熱的水浸泡毛巾後擰乾。
2．將毛巾折成可以遮蓋雙眼大小的長方型，並覆蓋在眼部。
3．待熱度下降後，再以冷水浸泡毛巾並擰乾，重複做2的動作，直到冰涼感覺消退。
4．熱敷、冷敷交替重複10次。

拒絕黑眼圈五撇步

黑眼圈起因於眼部四周的血液循環不佳，造成血管阻塞而起，避免這種情況發生要注意：

1．早睡不熬夜。

2．不吃辛辣味。

3．睡前2小時不進食不喝水。

4．經常冷敷、熱敷眼部。

5．疲累時多按摩眼睛四周的穴道。

柔亮洗髮劑

材料：蛋白1至2個（視頭髮長短而定）

用法：

1．蛋洗淨後，在較寬的那一頭輕敲出適當的小洞，讓蛋白慢慢流出至髮根。

2．用蛋白從髮根開始微微按摩，直到整個頭部痠麻的感覺消失。

3．髮絲部分則以蛋白充分揉搓，再將頭髮盤於頭部按摩，最後以大毛巾包裹。

4・最好的時機是洗澡前進行，洗完澡後再將頭髮沖洗乾淨。

5・沖洗時水溫切記不要過高。

Tips：

蛋白洗髮劑洗頭不僅可以增加頭髮的亮度，還有柔軟髮絲、去頭皮屑的效果，可說「洗髮、潤髮、去頭皮屑一次完成」。常用腦及常掉髮的人，可以用蛋白清潔後再以蛋黃潤髮。

卷三

無毒

是一種健康美學

1.

無毒！從了解自己開始

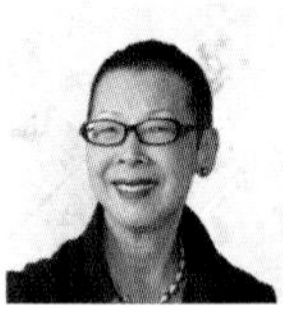

享受無毒的生活，免於疾病的恐懼，應該是現代人對健康的最高渴望，相信也有很多人會懷疑自己是聚毒器，還是拒毒器，所以，這個部分的檢測將有助於了解自己的健康狀態，以及到底中毒深不深，或是有多深。

檢測的原則很簡單，只要在一週內自覺到3次表內的症狀，就計1分，完成後統計總分，再依據分數對照後面的健康判定與叮嚀，進行無毒生活的改造。這個檢測是需要持續進行的，絕不是只做一次就決定了未來，不論結果好壞，都應該是每隔一段時間再檢測是否得到改善或是更加惡化，這才算是真正達到它的功用。

再補充一點，如果可以，最好是將檢測表影印使用，並將每一次的結果註明日期後保留下來，以做為自己健康狀況的參照，也是向醫師諮詢時的重要資料。

表3：聚毒指數檢測表

	經常頭疼、偏頭痛		頭重重肩膀痠		眼花花視茫茫		眼睛泡泡臉腫腫
	眼睛容易疲倦、乾澀		鼻塞、鼻子癢、眼睛癢		口乾舌燥不舒服		痘痘突然增多，身體癢，燥熱
	容易長黑斑、肉疣、起疹子		肚脹脹吃不下		喝水多尿液少		手脹腳腫行步難，雙腳常有沉重感
	生理期不順（經期提早或延後，突然量多或量少）		一年感冒2次以上		夜長入眠難		久睡多夢，睡不飽
	吃飯太快囫圇吞		重口味，喜吃冰		偏愛精緻食物，大便細		粗纖維羊大便
	夜貓子宵夜族		長期服用藥物		懶得動，不喜歡運動		經常一坐2、3小時不動
	低頭族		情緒起伏不定，易緊張		想太多做太少		沒有性關係，夫妻相處冷淡
	脾氣暴躁沒耐心		對周圍事物漠不關心				

若一週內發生3次以上，就打「V」，1項1分，最後統計共（　　）個

0~1分　聚毒指數0

健康判斷：拒毒高手，身體狀況良好，每年的體檢A以上，趕快獎勵一下自己吧。

莊醫師叮嚀：請繼續保持，並記得半年定期檢測一次。

1~10分　聚毒指數1

健康判斷：聚毒新手，身體已開始出現警訊。

莊醫師叮嚀：

1．詳閱自己的檢測表，並對照最近的生活是否有所變動。

2．先放慢生活步調，好好審視自己的身體狀況、飲食、作息等。

3．針對飲食、運動、生活各方面依本書內容進行調整。

4．切實執行二週後做一次檢測，分數降低則繼續進行。

5．若未見改善或惡化，請向「風車生活」諮詢。

10~20分　聚毒指數2

健康判斷：聚毒老手，身體已開始提出抗議。

莊醫師叮嚀：

1．應立即進行無毒飲食和無毒按摩操，並注意三餐比例及睡眠時間。

2．謹遵「無毒12該」，並嚴守各項原則，不可中斷。

3．一週後再做檢測，分數降低則繼續進行。

4．若未見改善或惡化，請向「風車生活」諮詢。

20分以上　聚毒指數3

健康判斷：危險聚毒器，身體準備隨時罷工。

莊醫師叮嚀：

1．工作先暫緩，馬上排休。

2．暫時停下手邊的工作，找個地方放鬆自己，到外面走走或是旅遊。

3．期間應配合飲食、按摩以及無毒原則。

4．2至3天後應可以感覺到部分症狀改善。

5．再做一次檢測，分數降低則繼續進行。

6．若未見改善或惡化，請向「風車生活」諮詢。

2.

全方位紓壓計劃

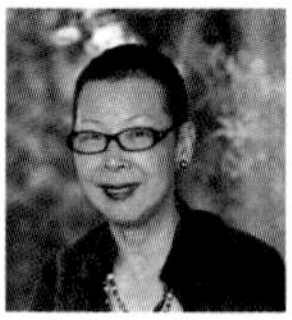

對現代人而言，「壓力」一詞隨處可見，也成為健康的殺手之一，更是製造生理及心理毒素的主兇，因為它無形，常讓人在尚無自覺的情況下，就已經飽受壓力所苦，而這痛苦與煎熬可能連自己都不能明確地說出原因何在，現在就壓力可能呈現的原因提出解決的建議。

生理壓力

飲食所引起

起因：飲食會引起生理方面的壓力，如脹氣、便秘等。通常會造成這種情況必然和飲食習慣有關，尤其是下列這幾種狀況最容易形成生理壓力。

1. 在忙碌一天，或是在經過一天、數天的加班後，覺得應好好的犒賞自己，所以在工作結束後就拼命補充食物，而且通常都是不好消化的高蛋白或高熱量的食物。
2. 習慣在體力不夠、提不起精神時，大量地以咖啡、甜食等提神食物來增加熱量。

3．偏食、挑嘴，偏愛精緻食物、重口味。

4．為了趕時間，快速的把食物放入口中，不細嚼慢嚥就吞下去。

解決方法

1．忙碌之後最好的犒賞方式不是大吃一頓，而應該是先放鬆，泡個澡，喝口小酒，休息一下，在過度勞累的情況下用餐絕不是明智之舉。

2．經常體力不足，應從三餐中調整食量，選擇易消化的食物並少量多餐，如果一定需要提神飲料及食物，高纖餅乾是不錯的選擇，還有可以選擇在下午精神最不濟的時候喝較溫和的菊花茶、紅茶加鹽、綠茶等代替市售的提神飲料。

3．身體疲勞的時候，可以煮個蒸粥當主食，搭配少油的肉湯拌新鮮蔬菜，為了容易下飯，口味稍重一些無妨，但是還是應以清淡為主，多吃些雜糧等，注意多色、多樣的均衡飲食。

4．偏食是一定會造成營養失衡，無形中就是生理機能運作上的一種壓力，對於不喜歡的食物應試著少量嘗試，或是運用不同的烹調方式，例如不愛吃青菜，可以將菜包在水餃裡，並降低肉類的比例，可以增加攝取的機會。而精緻食物已知是消化系統及心血管疾病的成因之一，所以，務必少吃。

5．近年來已有研究指出，甜味果汁和速食可能是造成青少年抗壓力低落且容易焦躁的原因，所以應多注意，而維他命B、C、E和鈣、鎂等營養素，可以有效的維持腦機能正常運作，能減少腦部壓力，降低焦慮和暴力的傾向。

缺少運動所引起

起因：

1．平時以忙碌為藉口不運動，一到假日就以要休息為理由懶得動。

2．現代化設備降低運動的機會，以車代步，搭電梯上下樓等。

3．不喜歡到戶外，以人多吵雜，身體累為藉口。

解決方法：

1．平時做按摩操，該動就動，假日至少週一次到空氣好、有氧、充滿氛多精、負離子的地方走走，用大自然的力量排出呼吸循環中的毒素。

2．抓住機會運動，如走到下一站搭公車或捷運、上下樓少搭電梯、離目的地遠一點再停車等等。可以走，就不要坐車，能走樓梯就不要搭電梯。

3．至少一週一次到戶外走走，對健康、減壓都有很大的幫助，如果不喜歡到戶外，退而求其次，至少在室內也要運動，如上健身房或自己在家做按摩操，總比什麼都不做好，不過，我還是建議最少每個月一次或二次到郊外踏青，有助於解壓。

4．運動後回家，先泡熱水澡再用餐。

心理壓力

外在他世界所引起

起因：

1．社會風氣讓人憂心、居住環境不佳等。

2．周遭的人不夠友善、多所批評等。

3．物價節節上升，薪水、收入卻無法提升。

解決方法：

1．對於整個社會環境，以個人的力量實在有限，不如關掉電視，找本愛看的書，聆聽美妙的音樂；而對於與生活較切身的居住環境問題，通常是無力更改環境才會造成，不妨訂立計劃，做為將來搬遷的動力，另一方面不定期更動室內的擺設，提升對住家的新鮮感，也具有減壓效果。

2．如果對於週遭人的態度感到沮喪或生氣，認為自己未受到公平的對待，可對著一朵花或心愛的寵物傾訴內心煩憂，若是想哭就哭，但最好不要超過15分鐘（心理學家的建議），之後不妨用筆將沮喪或生氣的具體事件條列寫下來，做做按摩操，輕輕的用手指敲敲頭，等心情平靜後泡杯好茶，再逐一檢視別人的批評或非善意的態度是否合理，不合理的部分可以不予理會，該放就放，若真是需要改進之處則應自省，並開始思考如何調整，該做就做。

內在心世界所引起

起因：

1．太過在乎別人的眼光，即使是無心的話語，也常會鑽牛角尖，陷入其中無法自拔，或是常常怪罪他人，長期下來容易食慾不振，難以入眠。

2．沒有個人的休閒、嗜好，生活沒有重心；或是只專注工作中，放假就無事可做，感覺更寂寞無聊。

3．缺乏知心好友，無人傾吐心事，積鬱成疾。對人際關係冷漠，不愛自己。

解決方法：

1．腦中的思緒紊亂，常有負面、悲觀情緒，最好先做憂鬱症檢測，如有需要，則應儘快向心理醫師或精神科醫師諮詢，此時家人應多給予協助與關注，傾聽對方的聲音。儘量往好的方面去看事情，怨恨、生氣、自私、失望……等負面的情緒，鬱積在心中，久了就會在體內產生毒素，就像是化學毒素一樣傷害身體。

2．應積極培養個人的興趣與嗜好，手工藝、繪畫、園藝、唱歌都好，找一種可以投入的休閒娛樂，假日時放下手邊的工作，該玩就玩，該休息就休息，不斷的學習也是一種減壓的好方法。

3．結交朋友，廣結善緣，走出自己的狹隘世界，走入人群，也是重要的解壓良方。有一位癌症病患，癒後狀況不是很理想，後來結識了一位乳癌的患者，在她的鼓勵下，因為朋友以心對心的分享，她也逐漸了解家人和友人的愛心與苦口婆心，在這出自肺腑的雙心關懷之中，她從防癌團體開始接觸，後來也投入防癌宣導義工的行列，不論是生活、胸襟、人生觀都隨之開闊，至今沒有任何復發的跡象。所以，放開胸懷讓別人走進來，也走入關懷別人的行列，施與受都是福氣，也是無毒。

4．愛自己也愛他人，當人感到被愛與付出愛的時候，體內的白血球素也會增加，更會釋放出特殊荷爾蒙，幫助對抗壓力和病痛。曾經發生過一個關於愛的真實故事，一位旅行的人被暴風雪困住了，因為耗盡體力，身體逐漸失溫，所以他開始放棄求生，準備迎接死亡，就在這個時候，雪地裡隱約傳來小孩的哭聲，讓他開始四處尋找聲音的來源，後來發現一個也是被困在雪中的小女孩，他抱緊小女孩想讓她溫暖，因為他想救這小女孩，所以他繼續在雪中前進，後來找到一間小屋，結果正是小女孩的家，二個人最後都獲救。因為他心中有愛，所以讓他體內能量重新活了過來，讓他更積極的為小女孩找活路，也同時為自己找到了活路，這就是愛與關懷的奇妙之處。

全方位紓壓

雖然壓力可從生理、心理二方面襲來，但很少是單一面向的影響，因為人是複雜且多元的個體，如果又牽扯到思緒、心情，就有可能生理、心理互相影響或互為表裡，所以，若平時盡可能減少自身壓力產生的機會，就能夠承受比別人更多的外在壓力。

外在工作、環境等壓力通常具有某種程度的不可抗拒，所以最好的減壓方式，就是讓生活、飲食無毒，不要因為飲食、生活不正常來增加身體的壓力和負擔。而另外，運動也是減壓的妙方，根據研究，有運動習慣的人比較不易得到憂鬱症，因為壓力能得到一個紓解的管道。

我們當然不能希望單靠飲食，或單靠運動就能和壓力說再見，家人、朋友的互相關懷與支持，培養良好的興趣等，每一個環節緊緊相扣，就能形成一個全方位的紓壓網絡，也就能減少壓力所產生的毒了。

人活著就是要運動

現代人營養過剩，而運動太少，再加上飲食不當，導致體內抗體減少。因為動得少，吃得好，營養過多，體內的營養無法消化、無法燃燒，就會產生疲勞。運動，是一個人活得好，活得健康的重要關鍵。

運動的好處：

1．可以增加新陳代謝，增強免疫能力。

2．可以消耗過多的熱量，控制體重，維持身材。

3．可以增加心肺功能，降低心臟病的危險。

4．可以減少心血管疾病及糖尿病的風險。

5．可以增加肌耐力及身體的柔軟度，減少意外傷害。

6．可以活化體內各關節的循環，減少關節炎問題的發生，讓骨骼保持年輕。

7．可以釋放負面情緒，紓解壓力，消除身心疲勞。

3.

無毒的健康美學

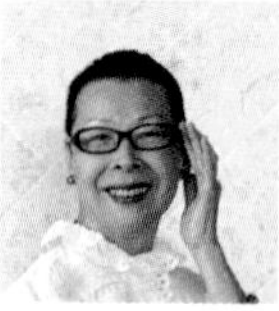

時至今日，所謂的養生、無毒、健康等概念，已不只是停留在基本需求的階段了，我認為若將這些觀念統整歸納，可以說是一種個人專屬的健康美學。別人所說所喜的養生方法，不一定就適合自己，所以，對於任何一種養生方，都不用照單全收，自己應仔細傾聽並用心感受身體的反應，選擇專屬於自己的道路，自己清楚從何下手，想往哪裡去，才不會因為人云亦云而浪費時間，白白糟蹋自己的健康。

無毒美學

我喜歡說自己是生活家，而不是養生家，因為無處不生活，也無處不養生，當然也就能生活處處都無毒，無毒就是我的健康美學之一。既然以美稱之，就代表這樣的生活概念是可以經過歲月的考驗，而且具有眾多的實證，不怕眾說紛云，也不怕推陳出新的健康理論。活得坦然，活得自己，活得自信，便就是無處不在美。

為什麼我對自己的無毒處方如此深具信心？因為我不只從年輕時就自母

親莊淑旂博士處傳承淵源的家學，還加上我自己多年的專業領域的訓練，重要的是當我有新的領悟或方法，我總是第一個實踐者，更不用提我有豐富的臨床經驗，這些都是我能將之稱為美學的堅韌後盾，讓我信心不移。

那麼，健康美學的美到底在哪裡？我再簡略地將前面所言，做個簡略的提醒與整理。

天然就是美

天然就是美，懂得欣賞美的東西，從看東西的眼光，看東西的客觀，看東西的包涵，用自然界本身的能量來告訴自己，美在哪裡。食材也是一樣，我們平常就應該吃食物的原味，每一種食材都有它的味道在，也有不同營養和功能，就像欣賞大自然的美一樣，每一種食材的原味美也要一一品嚐，現代人很多都有偏食的習慣，那就失去了食材的天然美，也失去它最珍貴原始的重要性。

天然或者說自然，可以說是無毒的最高準則，飲食重食材的天然，運動重環境的自然，美容則重表裡合一的渾然天成。如果需要透過單一物質或某一特定的方法來達到健康，就已先違反自然的原則，依賴單一的食物，依靠唯一的方法，如果有一天所依賴的消失了，或是出現問題了，那又該怎麼辦呢？如何能說是美？所以，順從人類對自然最原始渴望，沒有人工雕琢的無毒，而且是自己可以很簡單做到，任何人都無法剝奪，是自己與自然親密對談的無毒，就是美。

輕鬆就是美

就像是一個人的穿著打扮，該怎麼化妝，穿什麼衣服，帶哪一種配件，找適合自己的才是最重要的，而不是趕著時尚流行，忽略了屬於自己獨特的氣質與美感，太急著追求，整天為了外在的妝扮精神緊繃，這不是美。就如同置身在歐洲，看著古典建築，生活中充滿音樂與藝術氣息，從生活中輕鬆自在散發出的無處不美，從內心出發，這樣渾然天成的美感，能歷久不衰，經得起千錘百鍊。

輕鬆的另一個意義就是無負擔，當一種健康法執行起來緊張沈重就不美了，反而會是一種生活的夢魘，又何來健康無毒可言？另一方面，輕鬆也代表無壓力，人體不論生理、心理，無壓力的意思就代表著開門歡迎與接受，若是斤斤計較於步驟、形式，讓壓力籠罩，健康打折扣，又怎能說是美？別忘了，能夠放鬆接受做自己，永遠比被別人牽著鼻子走好。因此，能讓人輕鬆的走進無毒，就是美。

簡單 就是 美

簡單不做作是美，多餘就不美了，就像米羅畫作中看似簡單隨意的一點，卻是蘊藏著創作者所有藝術涵養的美，不需要刻意外求，或是繁複的裝點打扮。如同食物，不要過於崇外，認為進口的就是一定好，許多在地的食物，像台灣的玉米、地瓜、南瓜等都很好，不要說什麼一定要鵝肝醬、白蘆筍才是美食，那些過度的宣傳與吹捧，只是打擾我們的心情，混亂我們的思緒而已。吃得簡單，不用那麼複雜去外面找。

簡單並不代表簡化，就地取材更能嚐鮮，吸取更多的營養。健康的方法也一樣，容易也不代表效果減少，反而應該說簡單才更具有力量，因為能做到，不需為繁複的過程打退堂鼓，也不必因為總是做不到而放棄，只要是吃對時間，吃對方法，讓整個身體舒暢愉快，美不勝收，是一種從簡單中醞釀出的能量，是一種純美的呈現，所以，簡簡單單就能無毒，這就是美。

該做的都做 就是 美

什麼是該做的？自然飲食、輕鬆按摩，把無毒12該牢記、內化，都是該做的事，就像孩子牙牙學語，就像是生活中的小習慣，慢慢的融入生活，一點一滴的累積，一步一步的跟著身體的感覺，調整出讓自己最舒服且充滿能量的生活方式。

反過來說，不該做的不要做。什麼是不該做的？吃東西狼吞虎嚥、不愛運動、總是低頭滑手機、想太多做太少、心緒起伏過大等等，在聚毒檢測表裡，一項一項勾選出，不該做而且應該避免的危險習慣或身體狀況，做為提醒與警惕。不該做的聚毒行為不要做，為自己的健康無毒做該做的事，就是美。

將無毒納入生涯規劃就是美

既然要成為美學，時間便是最重要的因子，沒有時間，如何成就美？何來感受美？怎麼領略美的喜悅？從另一個角度來看，沒有先投資時間，怎會有美的果實可以採收？無毒可以是生活的一部分，就像刷牙洗臉一樣自然，但是需要時間的陶養，需要有計劃地逐步實踐。

雖然我一向強調輕鬆、自然、簡單，甚到是順著身體的聲音，但絕不是毫無章法的隨興，也不是讓每個人慢慢等待成果，就如我一開始所講的，健康要及時，不要等到生病後才恍然大悟，才來後悔沒有及時察覺或注意，那就不只是可惜或是輕歎一聲就可以挽回了。所以，應身體輕重緩急所需的健康規劃就是美，不錯失良機的健康就是美。

能持之以恆就是美

簡單的事重複做就是美，下定決心，慢慢地一步一步達到預定的目標，不要虎頭老鼠尾，如果健康計畫實行了幾個星期甚至是幾天就放棄，那麼當初想要讓自己活得更健康的美意就不見了。當計劃不符合原始的需求，或是所選用的養生方法不適合自己時，可以停下來檢視、思索，再從中修改、調整，那是為了找到更適合自己身體狀態的方法，絕對不是三天捕魚五天曬網，可有可無的心態。

短暫的美麗只能徒留嘆息，只有持之以恆才能開出健康的花。健康、無毒是一持續的生命歷程，而不會只是生命中的片段，人體只要有呼吸、心跳就會排毒，也同樣的會聚毒，所以，無毒應該是一種習慣，是屬於自己的一種很平常的習慣，一種可以持之以恆的生活習慣，這就是美。

能分享就是美

我喜歡和大家分享我的無毒心得，以及許多關於健康的想法，更希望能透過朋友、家人將我的想法告訴更多人，雖然我是醫師，但最大的心願是看到人人都健康，每個人來看我不是因為病痛，而是來分享他們的健康心得。

就像我的母親常常提醒，健康不是光靠口說而已，告訴了別人方法，該注意的生活細節，還要進一步看見他們逐漸擁有健康生活，這才是真正的健康，不只是分享，還能看到分享的成果，這就是美，也是我最衷心的期盼，更是我母親所傳授給我們的最珍貴無價的健康觀。

附錄

「莊淑旂養生文化節」紀實

二〇一二年第一屆 莊淑旂養生文化節（11月24日～25日）紀實

讓養生融入生活，成為一種生命文化！

防癌之母莊淑旂博士，幫助無數重症病患重拾健康、尊嚴與笑顏。在她二〇一二年九十三歲生日的前夕，眾多養生文化節的參與者，齊聚一堂見證她的生命故事，傳承她的養生理念，讓人人都過著健康、感恩、幸福的生活。學習莊淑旂博士的養生之道，擁有健康自在的幸福人生！

能使人幸福的，就是文化。

莊靜芬醫師（女性健康管理學會理事長）

為了這次「莊淑旂養生文化節」能夠順利的舉辦，能讓我們共聚一堂，除了再次感謝這期間許多朋友的幫助以外，我有幾句話想跟大家分享。

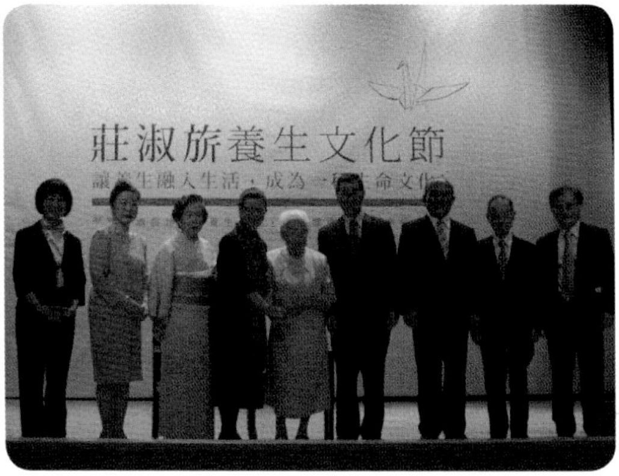

莊博士和與會嘉賓合影（右起：台大食品科技研究所江文章教授、自由時報董事長吳阿明先生、蘇貞昌先生、蕭萬長先生、莊淑旂博士、莊靜芬醫師、鮫島純子女士、佐藤小姐、行政院衛生署戴桂英副署長）

莊博士不只是我的母親，也是台灣醫療養生界的拓荒者，可以說是大家的母親。她一生堅持、努力，把她的身心都奉獻給這塊苦難的土地，也幫助了無數深陷苦難的人。

今年夏天，九十三歲的母親像往年一樣出國旅行，卻在法國不慎跌倒而骨折，只好停止旅行，緊急回到台北。台北的醫生認為母親年紀大了，要再觀察評估才能開刀，沒想到在觀察期間，母親骨折的地方，竟然再生接合，免去一場手術之苦，而且沒有骨質疏鬆的現象。

醫生認為這是奇蹟！

母親卻認為是長年養生自然的結果。

「平常養生如果做得好，一百歲骨頭還會長回來」。

陪母親在法國旅行的我，因為照顧不周導致母親骨折，懷著深深的愧疚。卻也因為母親日本友人《宇宙健康操》作者鮫島純子女士（左）、愛敬會五十嵐會長（右）專誠來台參加盛會，與莊靜芬醫師（中）合影留念。

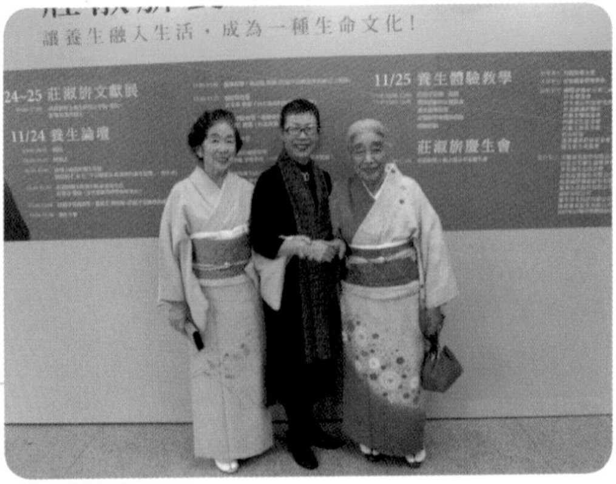

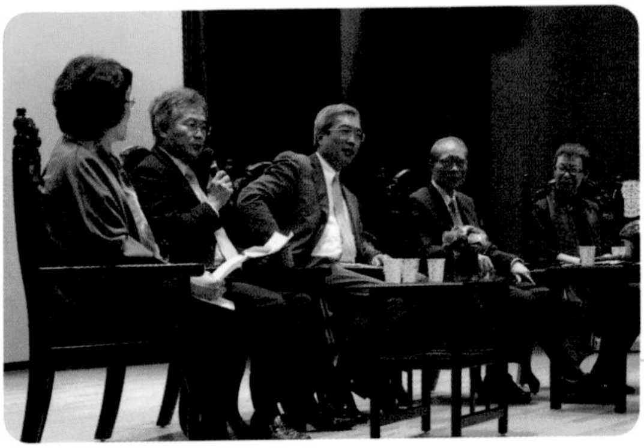

「健康與養生圓桌論壇」，由莊靜芬醫師（右一）、呂學儀教授（右二）、謝金河先生（中）、江文章教授（左二）、邱雪紅老師（左一），以「怎樣落實莊淑旂養生觀」輕鬆談論、分享經驗。

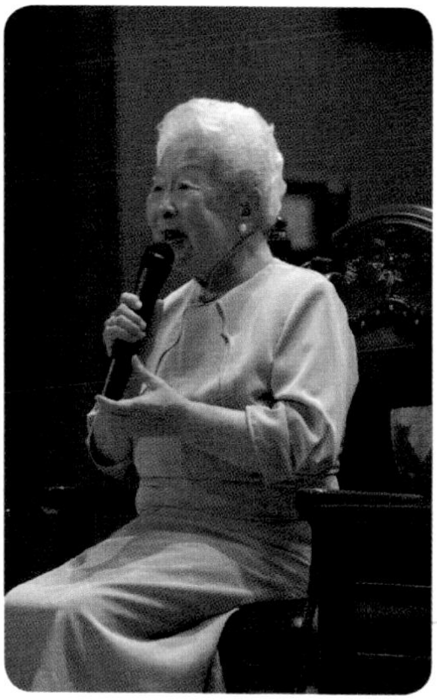

莊淑旂博士開幕致詞，九十三歲高齡仍然精神煥發，神采奕奕。

的自然痊癒而深深受到感動，覺得應該更努力用心推廣，母親秉持一生的養生智慧。

這是「二〇一二年莊淑旂養生文化節」的由來。

文化是文學、藝術、音樂……，是一般人的理解，但這些創作活動應該是以生活、生命的改善為基礎，「養生」不只是「養身」，生命的陶冶也是養生的一部分，我們對於「文化」，應該有更開闊、更創新、更深入的體會與思維。

「文化使人幸福」應該更進一步引申為「凡能使人幸福的，就是文化！」莊博士的養生方法，在在強調人與自己身心、與家庭、與自然與時間的和諧相處。這，如何不是文化呢？

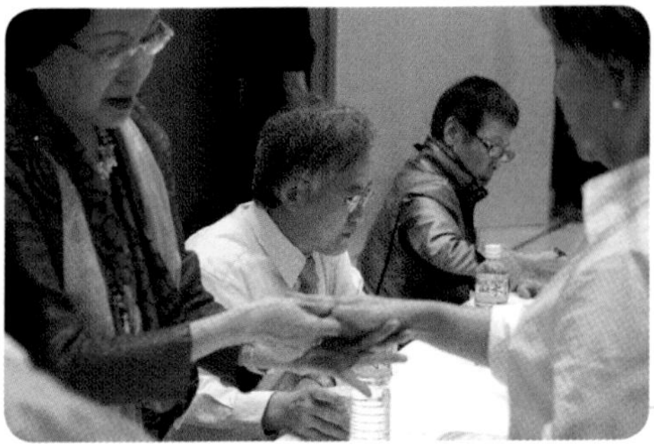

在養生體驗教學活動裡，特別安排健康養生請益，邱雪紅老師（左）、江文章教授（中）以及莊靜芬醫師（右），以專業所學，給予養生的建議，參與者十分踴躍。

莊淑旂博士今年九十三歲了，她的一生不只是醫療神聖的見證，是生命深刻的見證，也是文化廣大的見證，由個人發起而影響眾人、使人幸福，乃至成為社群生命傳承以及生活習慣，這就是一種生命文化！讓養生融入生活，成為一種生命文化！

我時常回想起從前的往事，母親原是日本知名的醫生，在事業如日中天時選擇回台灣，從頭做起，原因很簡單，「台灣是咱們的故鄉」。

「人生宛如走馬燈」，幾十年就這樣過去了，但「往事並不如煙」，母親首創的「養生文化」已建立了好的基礎，我們後生晚輩就繼續努力下去，共同來實現吧！

再次謝謝大家！

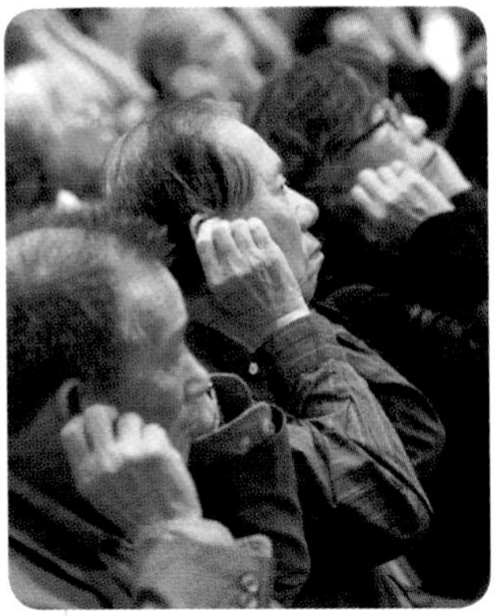
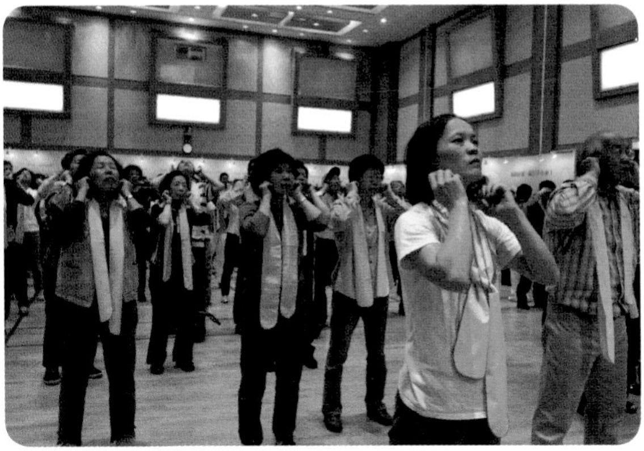

（以上二圖）看到會堂裡滿滿的參與學員，每個人都很認真的跟隨台上教練學習健康操，讓莊靜芬醫師很感動，但是看到很多人動作都不是很標準，更堅定她繼續舉辦養生文化節的決心，讓更多人能學習正確的莊博士養生法。

（以上資料來源：《二〇一二年莊淑旂養生文化節》學員手冊）

國家圖書館出版品預行編目資料

莊靜芬醫師的無毒生活 / 莊靜芬著. -- 初版. --
臺中市 : 晨星, 2013.12
面 ; 公分. --(健康與飲食 ; 75)
ISBN 978-986-177-785-6(平裝)

1. 健康法 2. 保健常識

411.1 102021275

健康與飲食 75

莊靜芬醫師的無毒生活

作者 莊靜芬醫師
策畫 戴月芳博士
主編 莊雅琦
封面設計 陳其煇
執行編輯 陳宥蓉、艾德娜
美術編輯 陳琪叡
創辦人 陳銘民
發行所 晨星出版有限公司
台中市 407 工業區 30 路 1 號
TEL：(04)2359-5820 FAX：(04)2355-0581
E-mail：service@morningstar.com.tw
行政院新聞局局版台業字第 2500 號
法律顧問 甘龍強律師
初版 西元 2013 年 12 月 31 日
郵政劃撥 22326758（晨星出版有限公司）
印刷 啟呈印刷股份有限公司

定價 320 元
ISBN 978-986-177-785-6

Published by Morning Star Publishing Inc.
Printed in Taiwan

◆讀者回函卡◆

以下資料或許太過繁瑣，但卻是我們瞭解您的唯一途徑
誠摯期待能與您在下一本書中相逢，讓我們一起從閱讀中尋找樂趣吧！

姓名：＿＿＿＿＿＿＿＿ 性別：□男 □女 生日： / /

教育程度：□小學 □國中 □高中職 □專科 □大學 □碩士 □博士

職業：□學生 □軍公教 □上班族 □家管 □從商 □其他＿＿＿＿＿

月收入：□3萬以下 □4萬左右 □5萬左右 □6萬以上

E-mail：＿＿＿＿＿＿＿＿＿＿ 聯絡電話：＿＿＿＿＿＿＿

聯絡地址：□□□＿＿＿＿＿＿＿＿＿＿＿＿＿＿＿＿＿＿

購買書名：莊靜芬醫師的無毒生活

・請問您是從何處得知此書？

□書店 □報章雜誌 □電台 □晨星網路書店 □晨星健康養生網 □其他＿＿＿

・促使您購買此書的原因？

□封面設計 □欣賞主題 □價格合理 □親友推薦 □內容有趣 □其他＿＿＿

・看完此書後，您的感想是？

＿＿＿＿＿＿＿＿＿＿＿＿＿＿＿＿＿＿＿＿＿＿＿＿＿＿＿

＿＿＿＿＿＿＿＿＿＿＿＿＿＿＿＿＿＿＿＿＿＿＿＿＿＿＿

＿＿＿＿＿＿＿＿＿＿＿＿＿＿＿＿＿＿＿＿＿＿＿＿＿＿＿

若舉辦講座，您對什麼主題有興趣？

□腸道淨化 □養生飲食 □養生運動 □疾病剖析 □親子教養 □其他＿＿＿＿

・「晨星健康養生網」(網址http://health.morningstar.com.tw/)為會員提供多項服務，請問您使用過哪些呢？

□會員好康（書籍、產品優惠） □駐站醫師諮詢 □會員電子報 □尚未加入會員

以上問題想必耗去您不少心力，爲免這份心血白費，
請將此回函郵寄回本社，或傳眞至(04)2359-7123，您的意見是我們改進的動力！

晨星出版有限公司 編輯群，感謝您！

請填妥後對折裝訂，直接投郵即可，免貼郵票。

廣告回函
台灣中區郵政管理局
登記證第267號
免貼郵票

407

台中市工業區30路1號

晨星出版有限公司

請沿虛線摺下裝訂，謝謝！

填回函・送好書

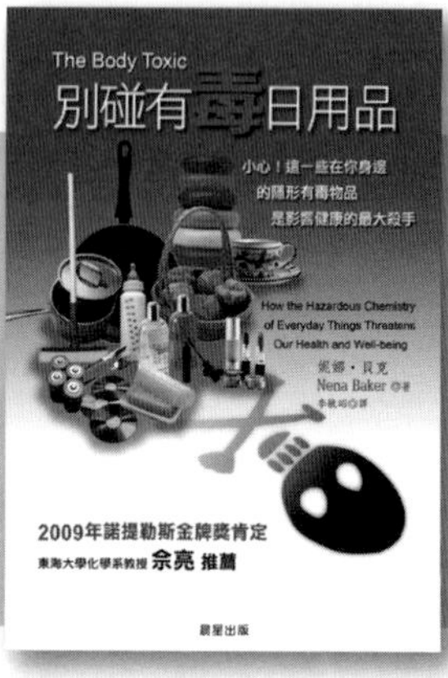

凡填妥回函後寄回，只要附上50元郵票
即可索取 廣受《出版人週刊》（Publishers Weekly）、
《華盛頓郵報》（Washington Post）各界出版媒體推崇
妮娜・貝克　告訴你藏在你生活周遭的隱形有毒物品

《別碰有毒日用品》

特邀各科專業駐站醫師，為您解答各種健康問題。
更多健康知識、健康好書都在晨星健康養生網。

晨星健康養生網
http://health.morningstar.com.tw

晨星健康養生網